Thomann   Tennisellenbogen und Golferarm

Klaus-Dieter Thomann

Tennisellenbogen und Golferarm

Ursache und Behandlung von
Ellenbogenschmerzen
Was Sie selbst gegen die Beschwerden
tun können

TRIAS THIEME HIPPOKRATES ENKE

Anschrift des Autors:
Priv.-Doz. Dr. med.
Klaus-Dieter Thomann
Arzt für Orthopädie · Rheumatologie · Sozialmedizin
Eschersheimer Landstraße 353
60320 Frankfurt

Konzeption der Typographie:
B. und H. P. Willberg, Eppstein/Ts.

Umschlaggestaltung:
Dominique Loenicker, Stuttgart

Textzeichnungen:
Friedrich Hartmann, Nagold

*Die Deutsche Bibliothek –
CIP-Einheitsaufnahme*

Thomann, Klaus-Dieter:
Tennisellenbogen und Golferarm : Ursache und Behandlung von Ellenbogenschmerzen ; was Sie selbst gegen die Beschwerden tun können / Klaus-Dieter Thomann. – Stuttgart : TRIAS – Thieme Hippokrates Enke, 1995

Wichtiger Hinweis: Wie jede Wissenschaft ist die Medizin ständigen Entwicklungen unterworfen. Forschung und klinische Erfahrung erweitern unsere Erkenntnisse, insbesondere was Behandlung und medikamentöse Therapie anbelangt. Soweit in diesem Werk eine Dosierung oder eine Applikation erwähnt wird, darf der Leser zwar darauf vertrauen, daß Autoren, Herausgeber und Verlag große Sorgfalt darauf verwandt haben, daß diese Angabe **dem Wissensstand bei Fertigstellung des Werkes** entspricht.
Für Angaben über Dosierungsanweisungen und Applikationsformen kann vom Verlag jedoch keine Gewähr übernommen werden. **Jeder Benutzer ist angehalten,** durch sorgfältige Prüfung der Beipackzettel der verwendeten Präparate und gegebenenfalls nach Konsultation eines Spezialisten festzustellen, ob die dort gegebene Empfehlung für Dosierungen oder die Beachtung von Kontraindikationen gegenüber der Angabe in diesem Buch abweicht. Eine solche Prüfung ist besonders wichtig bei selten verwendeten Präparaten oder solchen, die neu auf den Markt gebracht worden sind. **Jede Dosierung oder Applikation erfolgt auf eigene Gefahr des Benutzers.** Autoren und Verlag appellieren an jeden Benutzer, ihm etwa auffallende Ungenauigkeiten dem Verlag mitzuteilen.

Gedruckt auf chlorfrei
gebleichtem Papier

© 1995 Georg Thieme Verlag,
Rüdigerstraße 14,
D-70469 Stuttgart
Printed in Germany
Satz und Druck:
Druckhaus Götz GmbH,
D-71636 Ludwigsburg
(CCS Textline, Linotronic 630)

ISBN 3-89373-323-X   1 2 3 4 5 6

Geschützte Warennamen (Warenzeichen) werden **nicht** besonders kenntlich gemacht. Aus dem Fehlen eines solchen Hinweises kann also nicht geschlossen werden, daß es sich um einen freien Warennamen handele. Das Werk, einschließlich aller seiner Teile, ist urheberrechtlich geschützt. Jede Verwertung außerhalb der engen Grenzen des Urheberrechtsgesetzes ist ohne Zustimmung des Verlages unzulässig und strafbar. Das gilt insbesondere für Vervielfältigungen, Übersetzungen, Mikroverfilmungen und die Einspeicherung und Verarbeitung in elektronischen Systemen.

Inhalt

»Ich kann noch nicht einmal eine Kaffeetasse heben« 9
Sollte es nicht besser »Hausfrauenellenbogen« heißen? 11
Der »Golferarm« – das Gegenstück zum Tennisellenbogen 13
Was ist, und auf welche Weise entstehen Tennisellenbogen und Golferarm? 15

Aufbau und Funktion des Ellenbogengelenkes 17

Sehnen und Muskeln des Ellenbogengelenkes 19
»Handarbeit«, eine Ursache von Ellenbogenschmerzen 21
Sind die Sehnenansätze »gereizt« oder »entzündet«? 24
Häufige Auslöser akuter Ellenbogenschmerzen 25
Halswirbelsäule und Ellenbogen – das Zervikobrachialsyndrom 27
Schulterschmerz und Ellenbogen 30

Die Diagnose des Tennisellenbogens und des Golferarms: Das Gespräch ist die halbe Diagnose 33

Die Röntgenaufnahme 36
Die Ultraschalluntersuchung 39
Die Blutuntersuchung 41
Die Computertomographie 42
Die Kernspintomographie 44
Das Szintigramm 46

Der akute Ellenbogenschmerz 47

Die Behandlung des akuten Ellenbogenschmerzes 47
1. Stufe: Entlastung, Kälte, Ruhe 49

2. Stufe: Ärztliche Diagnostik, Physiotherapie   52
Die Physiotherapie   52
Der therapeutische Ultraschall   52
Die Iontophorese   54
Massage, Querfriktion, Krankengymnastik   54
Rezeptpflichtige Salben   55
Epikondylitis-Spange und Epikondylitis-Bandage   55
Ein kleiner Exkurs: Therapie um jeden Preis?   58

3. Stufe: »Erweiterte Intensivbehandlung«   60
Antirheumatische Medikamente   60
Injektionen   61
Noch einmal: Die längerfristige physikalische Therapie   65
Wärmetherapie   65
Transkutane elektrische Nervenstimulation (TENS)   65
Die Gipsruhigstellung   65
Röntgen-Entzündungsbestrahlung   66
Stoßwellentherapie   67

4. Stufe: Operative Therapie   68

Außerhalb der Reihe: Alternative Heilverfahren   70
Homöopathie   70
Akupunktur   71
Das Schröpfen   72
Derivation   72

Die Nachbehandlung der Epikondylitis   74

Welche anderen Ursachen können Ellenbogenschmerzen haben?   77

Schleimbeutelentzündung (Bursitis)   77

Die Arthrose des Ellenbogengelenkes   79

Der Gichtanfall des Ellenbogengelenkes   81

Die Neuralgie des Ellennerven   82

Rheumatische Entzündungen des Ellenbogengelenkes   83

Die jugendliche Ernährungsstörung des Ellenbogens – die Osteonekrose   84

Die Epikondylitis als Teil des »Weichteilrheumas« 85
Epikondylitis und Beruf 87

Sachverzeichnis 90

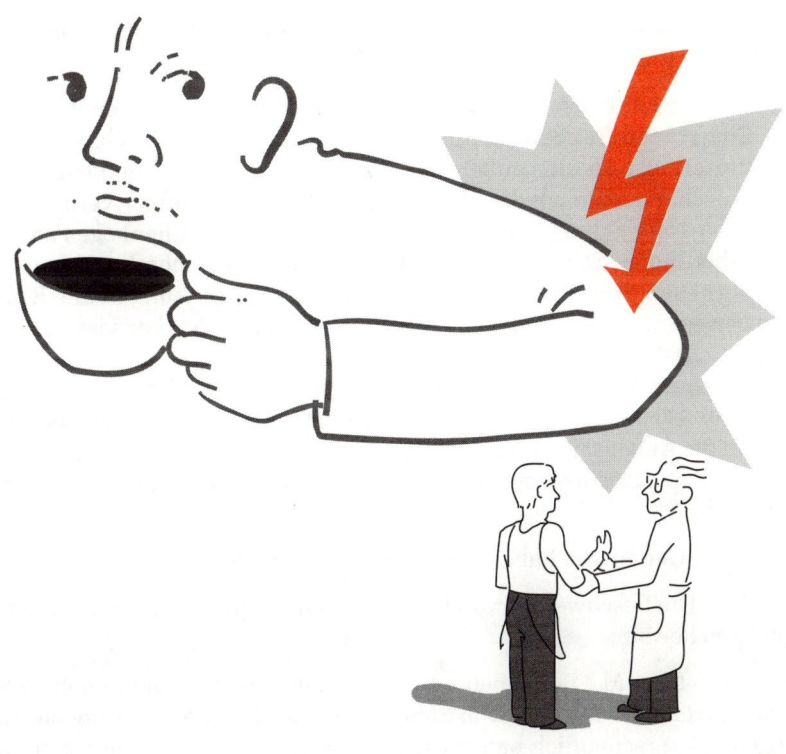

≡ »Ich kann noch nicht einmal eine Kaffeetasse heben«

»Herr Doktor, nun geht es schon seit zwei Wochen. Ich habe starke Schmerzen im Ellenbogen. Sie fangen schon morgens an. Manchmal bekomme ich die Schmerzen beim Rasieren, spätestens aber, wenn ich Kaffee trinke. Mir tut der Ellenbogen weh, wenn ich die Tasse zum Mund führe. Auch mit dem Schreiben habe ich Schwierigkeiten, ganz gleich ob ich mit der Hand schreibe oder etwas in meinen Computer tippe. Es sind heftige Schmerzen, die von der Außenseite des Ellenbogens bis in die Finger ziehen. Was kann ich nur tun?«

Der Patient, der mir gegenübersitzt, Herr M., ist 35 Jahre alt, er ist schlank, trägt einen Anzug und macht auf mich einen sportlichen Eindruck. Obwohl er nicht schwer krank ist, beeinträchtigen ihn die Schmerzen bei der Arbeit und während der Freizeit.

Ich bitte den Patienten, den Oberkörper frei zu machen, und untersuche den Ellenbogen:

Er kann den Unterarm im Ellenbogengelenk strecken und beugen, die Finger sind frei beweglich, äußerlich sind weder eine Schwellung noch ein Bluterguß oder eine äußere Verletzung zu erkennen. Um nichts zu übersehen, schaue ich nach der Halswirbelsäule, denn häufiger verursacht ein gereizter Nerv Schmerzen, die vom Nacken bis in den Ellenbogen ausstrahlen. Aber meine Sorge war unbegründet, ich kann keinen krankhaften Befund erheben. Herr M. kann den Kopf ohne Einschränkung in alle Richtungen bewegen. Die Muskulatur der Schultern und des Nackens ist weich, Verspannungen sind nicht vorhanden. Auch die Bewegung der Schulter bereitet Herrn M. keine Beschwerden. Ich bitte ihn schließlich, mir kräftig die Hand zu drücken. »Au« sagt er, »genau hier tut es mir weh«, und deutet dabei auf die Außenseite des Ellenbogens. Kaum daß ich diesen Punkt mit meinem Daumen berühre und etwas drücke, klagt der Patient über stärkere Beschwerden:

»Genau, Sie haben den richtigen Punkt getroffen.«

Die Beschwerden von Herrn M. sind so typisch, daß ich mir der Diagnose sicher bin:

»Herr M., Sie haben einen Tennisellenbogen. Es handelt sich um eine Reizung der Muskel- und Sehnenansätze an der Außenseite des Ellenbogens. Wahrscheinlich haben Sie die Unterarm- und Handmuskeln in der letzten Zeit überlastet. Das kann beim Sport, vielleicht aber auch bei der Gartenarbeit oder beim Heimwerken der Fall gewesen sein.«

Herr M. überlegt einige Zeit:

»Nein, ich habe mich ganz normal verhalten. Natürlich repariere ich auch ab und zu einmal etwas bei uns in der Wohnung und grabe den Garten um. Aber in den letzten Wochen habe ich mich sicher nicht überlastet. – Doch warten Sie; ich habe mir einen neuen Tennisschläger zugelegt, er hat eine andere Bespannung, der Griff hat einen anderen Umfang.

Richtig. Sie haben recht. Nachdem ich das letzte Mal gespielt habe, fingen die Beschwerden an. – Ihre Diagnose wird wohl stimmen.«

Bei Herrn M. war die Reizung des Ellenbogens, die Entzündung der Sehnenansätze, tatsächlich durch das Tennisspielen entstanden. Aber das ist durchaus nicht immer der Fall. Es klingt paradox, aber auch als »Nichtsportler« kann man einen Tennisellenbogen bekommen.

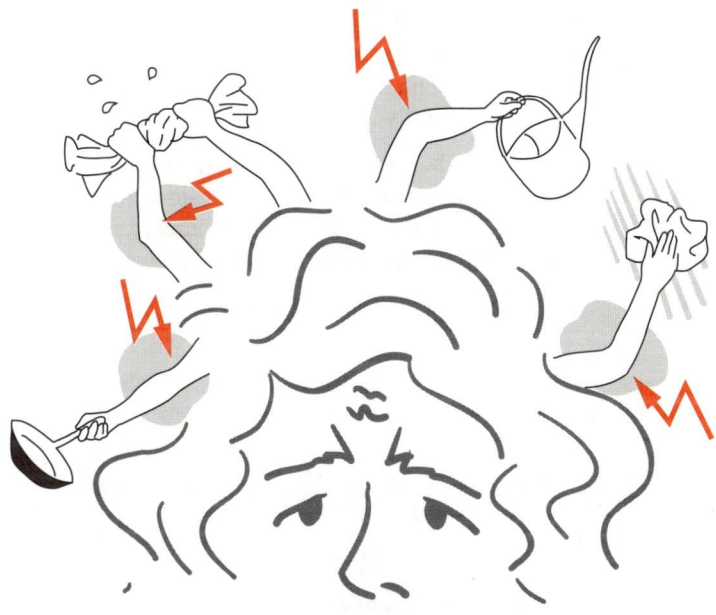

≡ Sollte es nicht besser »Hausfrauenellenbogen« heißen?

Frau B. ist besorgt, da sie ihre Hausarbeit nicht mehr in der gewohnten Gründlichkeit machen kann:

»Was soll ich nur tun, ich habe Schwierigkeiten, meine Hausarbeit zu machen. Wenn ich staubsauge, tut mir der Ellenbogen und der ganze Arm weh, ich kann nicht zupacken, beim Brotschneiden fällt mir das Messer aus der Hand, ich muß meinen Mann bitten, morgens das Frühstück zuzubereiten. Immer wenn ich etwas festhalten will, könnte ich vor Schmerzen schreien. Besonders beunruhigt mich, daß die Hand anschwillt und die Finger dick werden. Seitdem ich die Schmerzen habe, kann ich kaum meine Ringe an- oder ausziehen.«

Obwohl Frau B. die Beschwerden ganz anders schildert, ergibt sich der gleiche Befund: Ich vermute einen »Tennisellenbogen«. Zwar kann ich zur Zeit keine Schwellung der Finger erkennen, nehme aber ihre Schilderung ernst: Sollte Frau B. an einer rheumatischen Erkrankung leiden? Ich veranlasse eine Blutuntersuchung und fertige eine Röntgenaufnahme an.

Aber ich kann Frau B. beruhigen: Die Laborwerte sind unauffällig, eine allgemeine Entzündung ist damit ausgeschlossen, das Röntgenbild zeigt ein normales Ellenbogengelenk, Abnutzungen oder eine Fehlstellung als Folge einer Verletzung sind nicht vorhanden.

Inzwischen haben wir auch die Ursache ihrer Ellenbogenschmerzen herausgefunden: Vor einer Woche putzte sie alle Fenster und Türen im Haus, kurze Zeit später traten heftige Beschwerden auf: Sollten wir bei Frau B. nicht eher von einem »Hausfrauenellenbogen« sprechen?

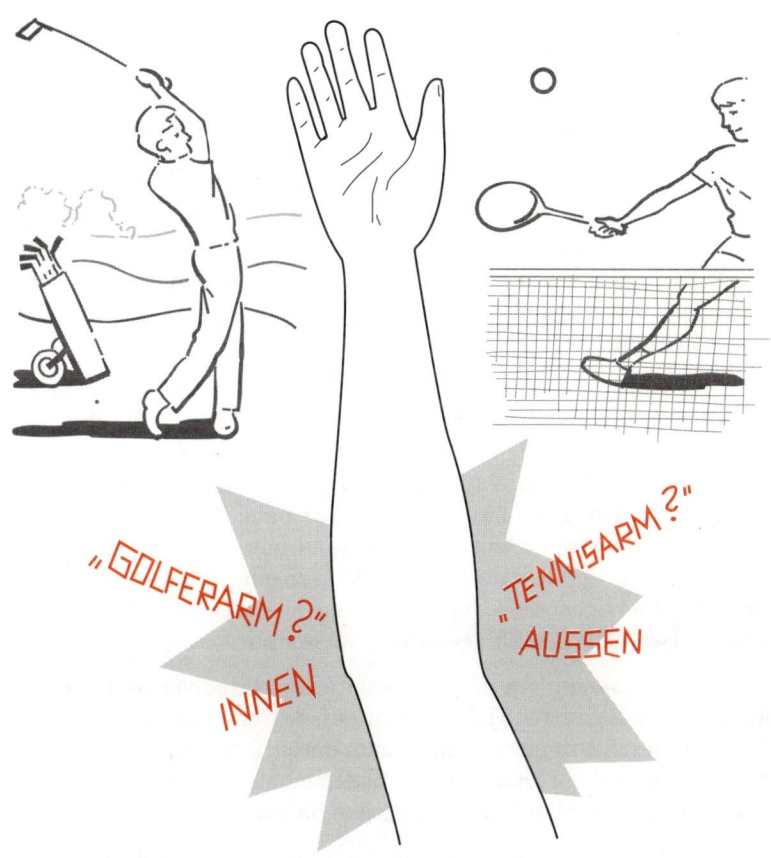

Der »Golferarm« – das Gegenstück zum Tennisellenbogen

Bevor wir uns näher mit der Entstehung und der Therapie des Tennisellenbogens beschäftigen, einige Worte zum Gegenstück dieser Erkrankung: dem Golferarm.

Wenn Sie in die geöffnete Hand schauen und in dieser Position auf den Ellenbogen blicken, erkennen Sie eine leichte Vorwölbung an der inneren und äußeren Begrenzung des Ellenbogens. Gehen die Schmerzen von der Außenseite des Ellenbogens aus, dann spricht man von einem Tennisarm, treten sie an der Innenseite auf, dann handelt es sich um den sogenannten »Golferarm«. Diese Bezeichnung hat sich eingebürgert, da dieses Leiden besonders häufig bei Golfspielern auftritt. In früheren Zeiten, als Golf noch nicht so populär war, sprach man von einem »Werferarm«. Lassen wir uns nun noch einmal von einem Patienten, einem Handwerker, die typischen Beschwerden des »Golferarmes« schildern:

In unserem Beispiel handelte es sich um einen Elektriker:

»Ich brauche nur eine Schraube kräftig anzuziehen, schon schmerzt mir der Ellenbogen. Die Beschwerden ziehen von der Innenseite des Ellenbogens bis zum Handgelenk. Die ganze Muskulatur tut weh, ich kann mit dem Finger die Innenseite des Ellenbogens kaum berühren. Ich kann nichts Schweres heben.«

Die Schmerzen des Patienten waren so heftig, daß er seiner gewohnten Arbeit nicht mehr nachgehen konnte, ich mußte ihn für 14 Tage »krank schreiben«. Wir überlegten gemeinsam, was der Auslöser gewesen sein könnte, und er berichtete mir, daß er in den letzten Tagen vor allem Kabelkanäle mit neuen Leitungen bestückt habe. Das sei zum Teil ziemlich schwierig gewesen, er habe mit der Hand immer wieder die gleiche Bewegung gemacht und fest an den Kabeln gezogen. Damit war die Ursache gefunden. Glücklicherweise hatte er die auslösende Arbeit bereits abgeschlossen, die Beschwerden klangen rasch wieder ab.

Schmerzen an der Innenseite des Ellenbogens treten natürlich auch bei passionierten Golfspielern auf, betroffen sind vor allem Sportler, die nicht besonders gut trainiert sind, deren Technik unzureichend ist oder die sich durch einen Schlag in den Boden eine Zerrung der Sehnen und Muskeln am inneren Ellenbogen zugezogen haben.

Alle Beispiele haben eine Gemeinsamkeit: Die drei Personen litten unter einer sehr lästigen, schmerzhaften, aber letztlich harmlosen Erkrankung. Ich konnte sie beruhigen, nach der Untersuchung sprachen wir über die Auslöser, ich leitete eine physiotherapeutische Behandlung ein, und tatsächlich verschwanden die Schmerzen im Laufe der Zeit vollständig.

Was ist, und auf welche Weise entstehen Tennisellenbogen und Golferarm?

Beide Erkrankungen, Sie haben es bereits in der Einleitung gelesen, lassen sich auf die gleiche Ursache zurückführen: Eine Überlastung der Sehnen- und Muskelansätze. Eine ähnliche Auswirkung kann eine lokale Gewebeschädigung, zum Beispiel eine Prellung, haben.

Jeder von uns hat schon einmal einen »Muskelkater« gehabt. Die typischen Schmerzen entstehen nach einer ungewohnten körperlichen Anstrengung. Im Muskel hat sich als Folge eines unzureichenden Trainingszustandes oder einer Überlastung Milchsäure abgelagert. Der Muskelkater verschwindet folgenlos innerhalb einiger Tage. Ein warmes Bad oder eine vorsichtige Massage lindern die Beschwerden und beschleunigen sein Abklingen.

Überlastung der Sehnen können Schmerzen im Bereich der Hand, der Schulter, des Knies oder der Wirbelsäule verursachen. Im allgemeinen gehen diese Schmerzen nach der Aufgabe der Tätigkeit und einigen Tagen Ruhe vollständig zurück. Dagegen ist der Ellenbogen »nachtragend«. Auch wenn die auslösende Bewegung vermieden wird, bleiben die Beschwerden häufig noch einige Zeit bestehen. Der Reiz, die Überlastung hat sich »verselbständigt«, aus der einmaligen oder chronischen Überbeanspruchung ist eine leichte Entzündung entstanden, die sich erst innerhalb von Wochen oder Monaten von alleine zurückbildet und nicht selten einer medizinischen Therapie bedarf, um schneller vollständig abzuklingen.

Lassen Sie uns zum besseren Verständnis einen Blick auf die Anatomie des Ellenbogens und der Unterarmmuskulatur richten:

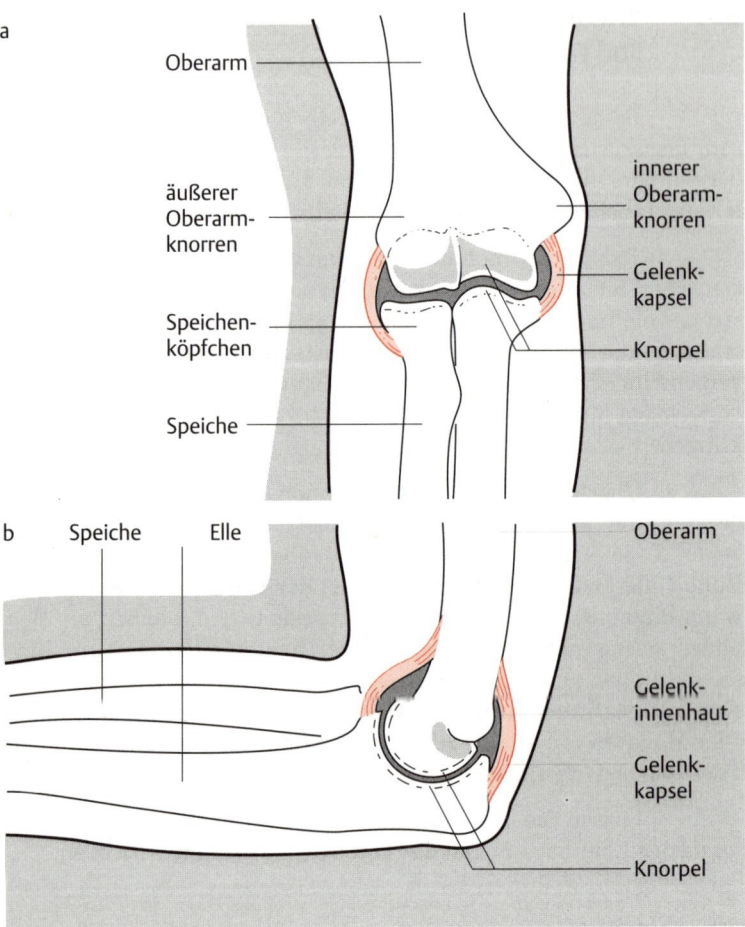

Abb. 4: Rechter Arm
a) von vorn
b) von innen

Aufbau und Funktion des Ellenbogengelenkes

Das Ellenbogengelenk wird aus drei Knochen gebildet: dem Oberarmknochen, der sich zum Ellenbogen hin nach innen und außen verbreitert und jeweils in einen »Knorren«, dem inneren und äußeren Epikondylus, ausläuft. Zwischen den Knorren befinden sich die Gelenkflächen, die äußere Hälfte bildet ein gerundeter Knorpel (Capitulum humeri), die innere Hälfte wird von einer leicht abgesetzten, gerundeten und vertieften Rolle (Trochlea humeri) gebildet. Die Gestaltung der Rolle entspricht spiegelbildlich dem Ellenbogen, der sich um die Achse dieser Rolle dreht und damit die Beugung und Streckung des Ellenbogengelenkes ermöglicht.

Der Name sagt es schon, der Ellenbogen ist Teil der Elle, gehört also zum Unterarm. Uns ist die Elle weniger geläufig als früheren Generationen, die anstelle von Metern mit »Ellen« maßen. Die Elle ist eine natürliche Maßeinheit, wollte man die Länge eines Stoffes bestimmen, dann brauchte man nur die Ellen zu messen, diesen »Maßstab« konnte man nicht verlegen.

Das Ellenbogengelenk ist kompliziert aufgebaut, es besteht eigentlich aus zwei Gelenken: Die Verbindung zwischen Oberarmrolle und Ellenbogen ist ein reines Scharniergelenk, wir können mit ihm nur beugen und strecken (Abb. 5a). Dagegen ist das Gelenk zwischen Speiche und seitlichem Oberarm ein Dreh- und Scharniergelenk: Es ist mitverantwortlich für die Beugung und Streckung, ermöglicht jedoch zugleich die Drehung des Unterarms und der Hand (Abb. 5b). Damit kann unsere flache Hand sowohl kräftig zupacken, als auch mit der Handinnenfläche Flüssigkeit schöpfen. Kein Ingenieur könnte dieses Gelenk perfekter gestalten: Die Speiche läuft zum Ellenbogen in Form einer dicken, leicht ausgewölbten Scheibe aus, deren Breitseite zum Capitulum humeri gerichtet ist. Die auch an der Außenseite von Knorpel überzogene Scheibe wird durch ein sehr kräftiges Ringband, das an der Innenseite mit Gelenkhaut ausgekleidet ist, im Verbund mit dem Ellenbogengelenk gehalten. Das Ringband ist Teil des Drehgelenkes. Der Unterarm kann somit gleichzeitig gebeugt, gestreckt und gedreht werden.

Oberarm, Elle und Speiche werden durch die Gelenkkapsel und Bänder zusammengehalten. Während die eigentliche Gelenkkapsel relativ dünn ist, geben das Innen- und Außenband dem Ellenbogen Halt. Sie entspringen vom ellen- und speichenwärtigen Oberarmknorren, kreuzen das Gelenk an den Außenseiten und setzen dann an der äußeren Begrenzung von Elle und Speiche an. Das speichenwärtige Seitenband verschmilzt mit dem Ringband.

Die Bänder und die Kapsel geben dem Ellenbogen Stabilität, das Gelenk ist von einer feinen Haut ausgekleidet, die eine Flüssigkeit, die »Gelenkschmiere« (Synovia) produziert. Die Gelenkflüssigkeit ermöglicht bei minimalem Kraftaufwand ein fast widerstandsloses Gleiten der Gelenkflächen gegeneinander.

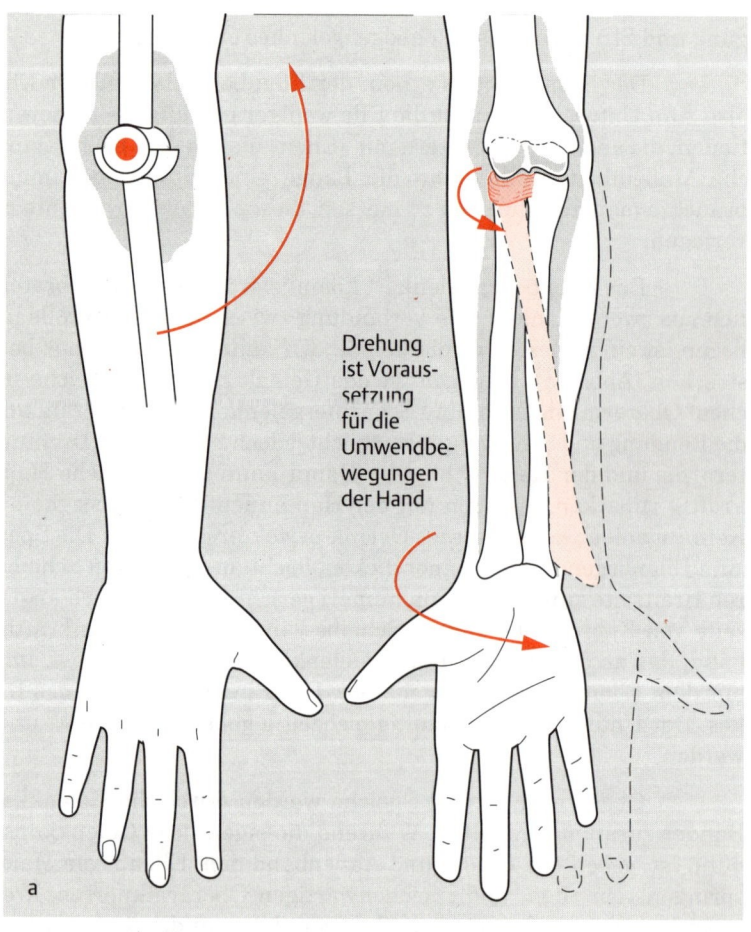

Abb. 5: a) Das Ellenbogengelenk besteht aus einem Scharnier-
b) und einem Drehgelenk

Sehnen und Muskeln des Ellenbogengelenkes

Unsere Muskeln sind »der Motor« des Ellenbogengelenkes. Die einzelnen Muskelfasern werden von feinsten Häuten überzogen. Während sie am Muskelbauch zart und kaum zu erkennen sind, vereinigen sie sich an den Muskelenden zu einer Sehne, deren Fasern wie Wurzeln in den Knochen einstrahlen. Die Verbindung zwischen Sehnen und Knochen ist außerordentlich fest. Bei manchen Verletzungen bricht eher der Knochen, als daß die Sehne ausreißt (Abb. 6).

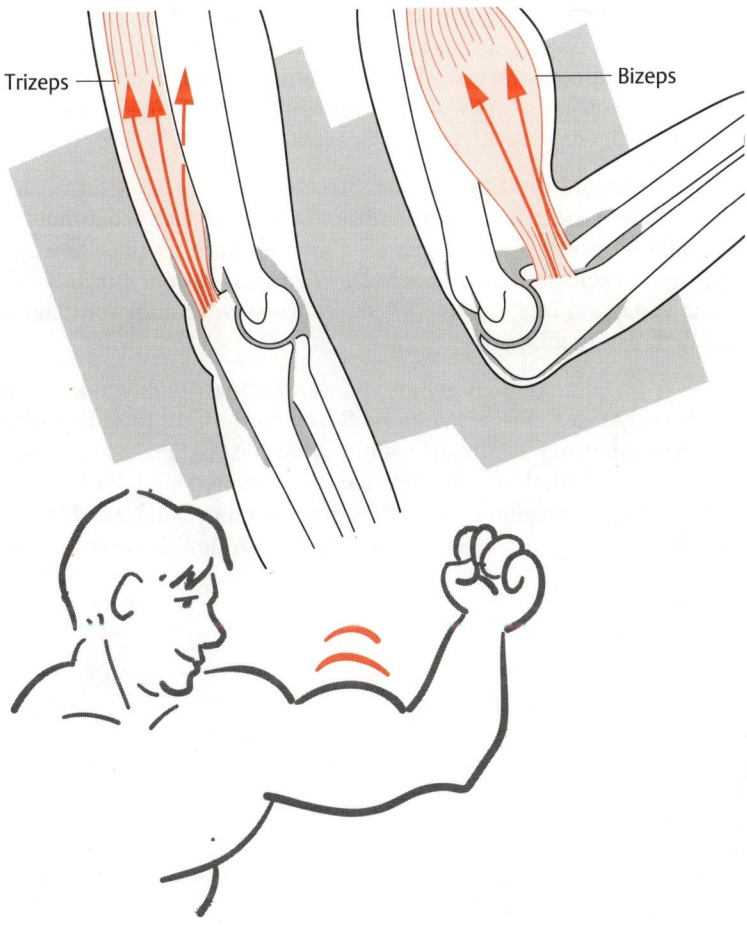

Abb. 6: Die Beugung im Ellenbogen wird vor allem durch den Bizeps-, die Streckung durch den Trizepsmuskel bewirkt.

Knochen, Sehnen und Muskeln sind aufeinander abgestimmt. Besser als die Theorie verdeutlicht die Praxis dieses Zusammenspiel: Strecken Sie den Arm ganz aus. Nun beugen sie den Unterarm im Ellenbogengelenk, dabei bemerken Sie, wie sich Ihr großer Oberarmmuskel (der »Bizeps«) anspannt. Er wird dicker. Nehmen Sie die Beugung gegen einen Widerstand vor, dann schwillt der Muskel regelrecht an. Durch die Verkürzung des Muskels beugen Sie den Unterarm. Die Sehnen übertragen die Kraft auf den Knochen. Nur durch diese Abstimmung sind wir in der Lage, körperliche Arbeit zu verrichten.

Die Hauptaufgabe des Bizepsmuskels ist die Beugung des Unterarms, er wird dabei durch andere Muskeln unterstützt (Musculus brachialis, Musculus coracobrachialis). Um den Unterarm zu strecken, spannen wir den Trizepsmuskel (Musculus tricipitis brachii) an. Er zieht vom Schulterblatt bzw. vom köprernahen Oberarm bis zum Ellenbogen.

Obwohl die Beuger und Strecker entgegengesetzte Aufgaben haben, arbeiten sie zusammen: während der eine sich zusammenzieht, gibt der andere dosiert nach. Durch die Feinabstimmung zwischen beiden Muskelgruppen zeichnen sich unsere Bewegungen sowohl durch Kraft als auch durch Präzision aus. (In der Muskellehre spricht man von dem Agonisten und dem Antagonisten.)

Im allgemeinen gehen von den Sehnen und Muskeln der Beuger und Strecker des Oberarms keine Beschwerden am Ellenbogengelenk aus. Ihre Verankerung ist kräftig, eine Überlastung macht sich am ehesten durch einen Muskelkater bemerkbar. Ausnahmen sind der Riß und Entzündungen der Bizepssehne. Allerdings stehen dabei Beschwerden im Schultergelenk oder eine Veränderung der Konturen der Oberarmmuskulatur im Vordergrund.

»Handarbeit«, eine Ursache von Ellenbogenschmerzen

Sie haben in der Einleitung gelesen, daß Ellenbogenschmerzen durch »Handarbeit« oder Sportarten, die mit einer besonderen Beanspruchung der Handmuskulatur verbunden waren, ausgelöst wurden. Aber warum treten dabei Schmerzen im Ellenbogen auf?

Die Unterarmmuskeln sind der »Motor« unserer Finger und des Handgelenkes. Dabei hat unser Körper ein kleines Wunder vollbracht: Wir können fest zupacken, mit den Händen einen Zementsack auf die Schulter heben aber zugleich auch Nähgarn in ein Nadelöhr einfädeln. Die Hände sind gut fürs Grobe und fürs Feine. Die Kraft und Geschicklichkeit haben wir großen Muskelpaketen zu verdanken, die rings um den Unterarm verteilt sind. An der Hand selbst befinden sich nur kleine Muskeln für die Spreizung und Feinregulierung der Fingerbewegungen und den Zangengriff des Daumens. Während die großen Unterarmmuskeln an der Hand keinen Platz haben, nehmen die Sehnen kaum Raum in Anspruch. Sie ziehen von den Muskeln zum Handgelenk und den einzelnen Fingern. Die Sehnen lassen sich mit den Bowdenzügen am Fahrrad vergleichen, die unsere Kraft vom Bremshebel auf die Felgenbremse übertragen. Am Fahrrad verlaufen sie in einem Kabel, das mit Fett geschmiert wird. Die Lösung, die die Evolution für unseren Körper gefunden hat, ist eleganter: Die Sehnen sind von einem Gewebe umgeben, an dessen Innenseite sich eine feine Haut befindet; ihre Aufgabe ist es, die Sehnen vor äußeren Einflüssen zu schützen und eine Gleitflüssigkeit zu produzieren, die eine widerstandslose Bewegung der Finger ermöglicht.

Die Finger-, Handgelenk- und Unterarmmuskeln haben ihren Ursprung am inneren und äußeren Oberarmknorren, in die sie mit ihren Sehnenfasern einstrahlen. Neben ihrer eigentlichen Aufgabe, der Beugung und Streckung der Finger und der Bewegung des Handgelenkes, entfalten sie eine zusätzliche Wirkung am Ellenbogengelenk. Sie unterstützen die Oberarmmuskulatur bei ihrer Aufgabe.

Zwischen den Beuge- und Streckmuskeln des Unterarms besteht ein Gleichgewicht. Die Sehnen der Streckmuskeln sind mit dem speichenwärtigen Oberarmknorren verbunden (Caput commune der Strecker – Mm. extensor digitorum, extensor digiti minimi, extensor carpi ulnaris, extensor carpi radialis brevis). Etwas oberhalb davon strahlt eine Sehne in den Oberarm, mit der das Handgelenk handrückenwärts bewegt wird (Musculus extensor carpi radialis longus) (Abb. 7a, 7b, 7c).

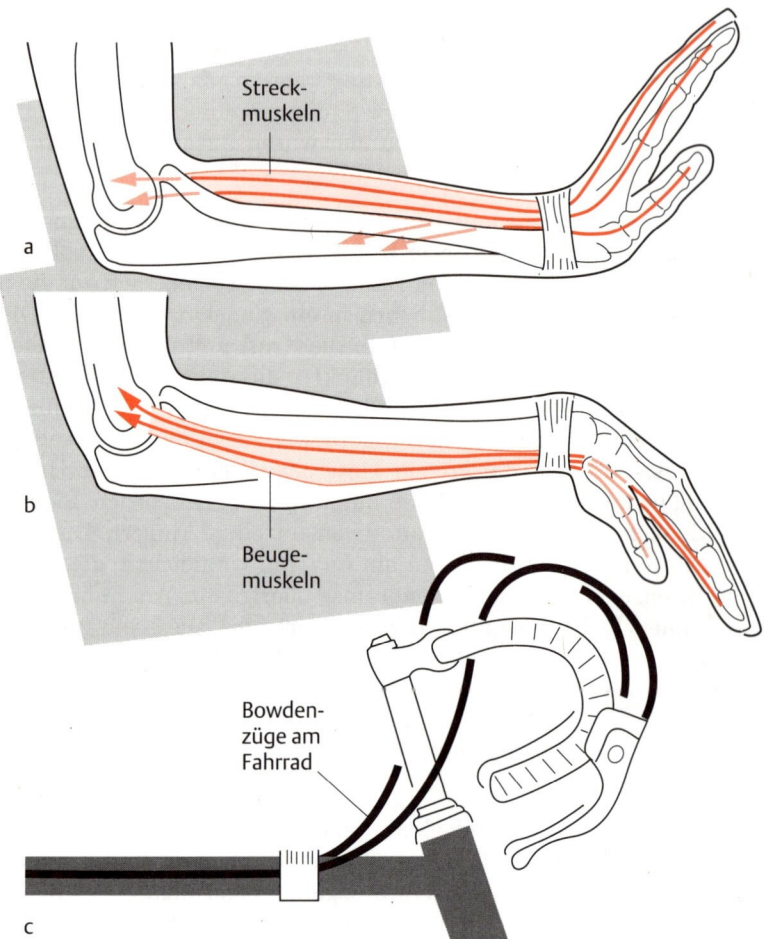

Abb. 7: a) Die Muskeln für die Handstrecker entspringen am äußeren Oberarmknorren,
b) die für die Beuger am inneren Oberarmknorren.
c) Die Sehnen lassen sich mit Bowdenzügen am Fahrrad vergleichen.

Die Beugemuskeln entspringen am ellenwärtigen Oberarmknorren (Caput commune der Beuger, Mm. flexor carpi radialis, palmaris longus, flexor digitorum superficialis). Die Unterarmdrehung wird unter anderem durch einen Muskel bewirkt, der von dem ellenwärtigen Oberarmknorren zur Außenseite der Speiche zieht und die Hand nach innen dreht (Musculus pronator teres).

Der innere und äußere Oberarmknorren ist damit von besonderer Wichtigkeit für die Funktion unserer Hand. Seine Anfälligkeit für Überlastungsbeschwerden ergibt sich aus der Vielzahl der Muskeln, die hier ihren Ursprung haben. Ganz gleich, ob wir etwas Schweres tragen, ob wir etwas aufheben, stemmen, ob wir schreiben oder ob wir filigrane Arbeiten verrichten, immer sind wir auf Muskeln angewiesen, die zum inneren oder äußeren Oberarmknorren ziehen. Wenn wir gut trainiert sind, können wir auch schwerste Arbeiten problemlos ausführen.

Solange wir Tag für Tag das gleiche machen, richten sich Muskeln und Sehnen auf die Belastung ein. Dies ist aber nicht immer der Fall, denken wir allein an die Unterschiede zwischen Arbeit und Freizeit, an die Aktivitäten des Wochenendes. Ein Büroangestellter oder Außendienstmitarbeiter, der überwiegend am Computer sitzt, Auto fährt oder Verhandlungen führt, freut sich am Wochenende über den körperlichen Ausgleich. Vielleicht ist es der Garten, Tennis oder Golf, eine andere Sportart oder das Heimwerken. Wir können und wollen uns auch nicht den häuslichen Verpflichtungen entziehen, gelegentlich muß der Keller auf- und ausgeräumt oder ein Zimmer neu gestrichen werden.

Nun sind unsere Sehnen und Muskeln am Ellenbogen gefordert. Wurden sie die Woche über geschont, werden nun von ihnen Höchstleistungen erwartet. Beim Streichen des Zimmers muß die Hand hunderte-, ja tausendemal unter Kraft hin- und herbewegt werden, beim Tennisspiel wirken bei falscher Technik starke Belastungen auf den Ellenbogen ein, ja selbst wenn der Rasenmäher nicht anspringt und man ihn 20 oder 30 mal mit einem Zugseil »starten« muß, können wir unsere Sehnen überbeanspruchen. Nach derartigen Überlastungen schmerzen der Ellenbogen oder sogar der ganze Arm für einige Stunden oder Tage, glücklicherweise verschwinden sie meist ebenso rasch wie sie gekommen sind. Sobald wir zur Ruhe kommen, regeneriert sich die Sehne.

Haben wir unsere Muskeln und Sehnen jedoch so stark beansprucht, daß sie längere Zeit überdehnt, gezerrt und überlastet wurden, dann bekommen wir schon bald »die Quittung«: Je nachdem, ob wir mehr die Handbeuger oder die Handstrecker benutzt haben, treten heftige und anhaltende Schmerzen an der Innen- oder Außenseite des Ellenbogens auf.

Hätten wir unserem Arm Zeit gegeben, sich an die ungewohnte Arbeit zu gewöhnen, dann wäre der Schmerz ausgeblieben. Die Muskulatur wäre kräftiger geworden, die Sehne hätte sich im Laufe der Zeit verdickt und der Knochen an die zusätzliche Belastung gewöhnt. Es handelt sich um eine natürliche Anpassung, die allerdings einige Zeit bedarf. Kam die Anstrengung abrupt, dann haben Muskeln, Sehnen und Knochen keine Möglichkeit, sich anzupassen. Die Sehne kann sich nicht regenerieren, der Körper antwortet mit einer Entzündung, eine grundsätzlich sinnvolle Reaktion. Die Entzündung ist – je nach ihrer Intensität – von Schmerzen, einer Überwärmung oder sogar einer Rötung und Schwellung begleitet. Wegen der Schmerzen schonen wir den Arm, die Durchblutung nimmt zu und mit ihr verbessert sich der Abtransport von Stoffwechselschlacken. Die unangenehme Reizung der Sehnenansätze verschwindet innerhalb weniger Tage folgenlos, sie kann aber auch so lange anhalten, bis sich der Stoffwechsel völlig normalisiert hat. Manchmal bleiben die Schmerzen und die Entzündung lange Zeit bestehen, obwohl die auslösende Ursache weggefallen ist. Aus einer harmlosen Sehnenreizung ist eine Erkrankung entstanden, die unser Wohlbefinden stört und einer Behandlung bedarf.

Sind die Sehnenansätze »gereizt« oder »entzündet«?

Wenn wir im folgenden von einer Entzündung der Sehnenansätze sprechen, dann dürfen wir diese Reizung nicht mit einer Entzündung, wie sie z. B. bei einer infizierten Schnittverletzung auftritt, vergleichen. Bei einer bakteriellen Infektion wird die betroffene Gliedmaße heiß und rot, sie wird von »klopfenden« Schmerzen begleitet, häufig entleert sich aus der Wunde so lange Eiter, bis das gesunde Wundgewebe die Verletzung von innen »gereinigt« hat. Ganz ähnlich verläuft eine bakterielle Halsentzündung: Krankheitskeime (Streptokokken) besiedeln die Mandeln und erzeugen eine eitrige Entzündung; man spricht von einer »Angina«, die von hohem Fieber begleitet wird.

Im Gegensatz dazu handelt es sich beim Tennisellenbogen und Golferarm um eine »aseptische« Entzündung, Bakterien oder Viren sind an ihrer Entstehung nicht beteiligt. Niemals entsteht eine Eiterung, eine Schwellung ist eher selten. Allerdings ist der betroffene Oberarmknorren außerordentlich druckempfindlich.

Häufige Auslöser akuter Ellenbogenschmerzen

Bereits auf den vorangegangenen Seiten haben Sie einige Fallbeispiele kennengelernt. Es gibt die unterschiedlichsten Auslöser: alle Handarbeiten, jeder Sport, bei dem wir unsere Hände einsetzen, kann eine Reizung der Oberarmknorren hervorrufen. Wahrscheinlich gibt es mehr Gelegenheiten für eine Überlastung im Beruf oder bei der Hausarbeit als beim Sport. Deswegen sind die gebräuchlichen Bezeichnungen Tennisellenbogen und Golferarm eigentlich irreführend. Es wurde bereits auf ungewohnte handwerkliche Tätigkeiten hingewiesen, nicht zu vergessen sind aber auch die regulären Hausarbeiten, das Fensterputzen, Reinigen der Böden, Staubwischen, Einräumen von Schränken oder Regalen, das Bettenmachen oder das immer wieder erforderliche Umräumen eines Zimmers. Besonders häufig sind dann auch Hausfrauen betroffen, aber auch Elektriker, Schreiner, Installateure, Packer, Briefsortierer und Personen, die lange an Datensichtgeräten und Computern arbeiten (Abb. 8).

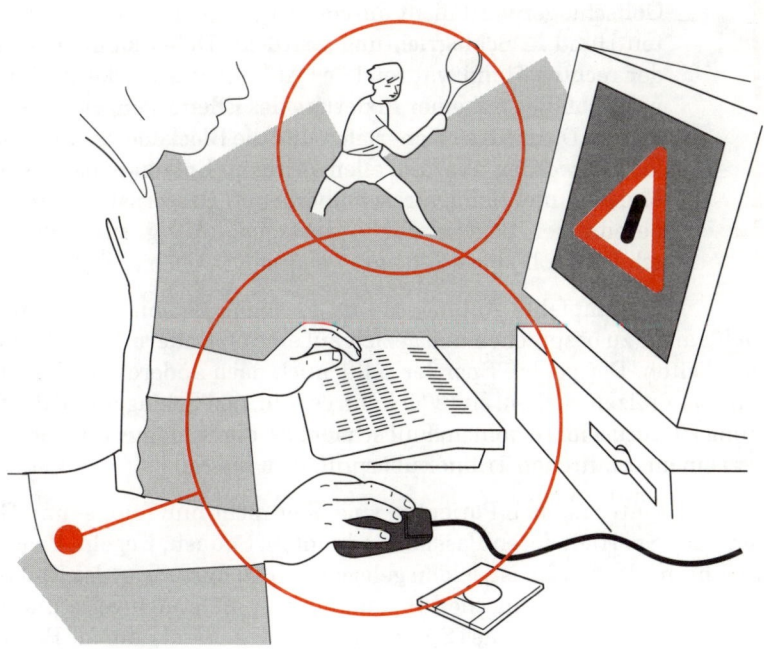

Abb. 8: Auch Computerarbeit kann eine Epikondylitis auslösen.

Beim Tennisspielen ist an verschiedene Auslöser zu denken:
ein verkrampftes Halten des Schlägers,
eine falsche Griffstärke des Schlägers,
eine ungenügende Rückhandtechnik mit einer zusätzlichen Bewegung im Handgelenk,
dem Umstellen der Technik, z. B. von der geraden Vorhand zum Topspin oder
ein Wechsel der Bespannung.
Auch die Verlagerung des Körperschwerpunktes auf den Vorfuß während des Abschlages wirkt sich ungünstig aus. Der Abschlag erfolgt dann mit überstreckten Armen und gesenkter Schulter, der Oberkörper wird zu wenig vorgedehnt.

Ebenso wie beim Tennisspielen können mangelnde Übung oder falsches Material auch beim Golf zu hartnäckigen Reizungen des Ellenbogens führen:

Eine der Ursachen des Golferarms ist der zu lockere Griff um den Schläger. Der ungeübte Golfspieler neigt dazu, den Körperschwerpunkt beim Schwungholen zu sehr nach vorne zu verlagern. Der Golfschläger wird nicht durchgeschwungen, sondern mit der rechten Hand in Schlagrichtung gedrückt. Dabei kann sich der Griff der rechten Hand während des Aufschwungs lockern. Der Spieler versucht dies mit einer Fixierung des Ellenbogengelenkes zu korrigieren. Durch das Nachgreifen und die Blockade des Ellenbogengelenkes werden die am ellenwärtigen Epikondylus ansetzenden Muskeln und Sehnen rasch überlastet. Besser ist es, den Schläger bereits bei Beginn des Abschlages kräftig zu umfassen und schwungvoll abzuschlagen.

Ich empfehle Anfängern, die Problematik mit dem Tennis- oder Golftrainer zu besprechen und gezielt auf eine Optimierung der Technik hinzuarbeiten. Der geübte Sportler sollte auch nach anderen Auslösern in Beruf und Freizeit suchen; sinnvoll kann es sein, den Schläger und die Bespannung zu wechseln. In keinem Fall schadet es, die Schlagtechnik noch einmal von einem erfahrenen Trainer überprüfen zu lassen.

Unter meinen Patienten sind aber nicht nur Tennis- und Golfspieler, auch Sportler, deren Passion Badminton, Squash, Kegeln, Paddeln, Kanufahren oder Surfen ist, leiden gelegentlich an Reizungen der Epikondylitiden. Nach der medizinischen Behandlung ist die stufenweise und kontrollierte Wiederaufnahme des Sports die beste Voraussetzung für Beschwerdefreiheit. Falscher Ehrgeiz schadet nur, er begünstigt die Chronifizierung der Überlastungsbeschwerden.

Halswirbelsäule und Ellenbogen – das Zervikobrachialsyndrom

Manchmal gehen Schmerzen im Ellenbogengelenk von der Halswirbelsäule aus. Mir ist noch sehr gut die Krankengeschichte von Frau F. im Gedächtnis. Die junge Patientin, die als Altenpflegerin arbeitete, stellte sich mit heftigen Beschwerden im Ellenbogengelenk vor, die sie sich beim Anheben eines schweren Altenheimbewohners zugezogen hatte. Sie habe dabei plötzlich heftige Schmerzen im Ellenbogen verspürt. Frau F. schilderte den Schmerz an der Außenseite des Ellenbogens, allerdings breitete er sich auch über den körperfernen Oberarm und den Unterarm aus. Der äußere Oberarmknorren schmerzte auf Druck. Sie berichtete mir, daß sie mit der Hand nur noch schlecht zupacken könne (Abb. 9, S. 28).

Anfangs schien der »Fall« klar: Ich dachte an einen typischen Tennisellenbogen, wahrscheinlich hatte sich die Patientin beim Heben eine akute Sehnenreizung zugezogen. Sicherheitshalber untersuchte ich noch die Halswirbelsäule. Dabei stellte sich heraus, daß sie den Kopf kaum drehen konnte. Versuchte sie, den Blick nach rechts zu wenden, so nahmen die Schmerzen im Arm zu. Auch die Rückneigung des Kopfes wurde als schmerzhaft empfunden. Bei der genaueren neurologischen Untersuchung zeigte sich, daß der Reflex des Bizepsmuskels nicht auslösbar war. Die Schulter konnte die Patientin ohne Einschränkung bewegen, allerdings nahmen die Schmerzen im Ellenbogen bei stärkerer Abspreizung und Vorführen des Armes zu. Nun untersuchte ich noch einmal das Hautgefühl des Armes. Hierbei stellte sich heraus, daß die Sensibilität eines etwa handflächengroßen Areals unterhalb des Ellenbogens abgeschwächt war, Frau F. spürte ein »Ameisenkribbeln«. Die Beugung im Ellenbogengelenk wurde auf der rechten Seite nicht ganz so kräftig wie links ausgeführt.

Ich hatte mich getäuscht, die Kraftminderung, die Gefühlsabschwächung und der Reflexausfall deuteten darauf hin, daß kein Tennisellenbogen vorlag. Es handelte sich um eine neurologische Erkrankung. Der Nerv, der zwischen dem 5. und 6. Halswirbelkörper austrat, mußte im Bereich der Halswirbelsäule geschädigt sein. Ich vermutete einen Bandscheibenvorfall oder eine -vorwölbung. Die Röntgenaufnahme zeigte bereits eine Fehlhaltung zwischen dem 5. und 7. Halswirbelkörper, eine wesentliche Abnutzung war noch nicht zu erkennen. Daraufhin veranlaßte ich eine Computertomographie, sie ergab eine Auswulstung der Bandscheibe, die auf den Nerv zwischen dem 5. und 6. Halswirbelkörper drückte.

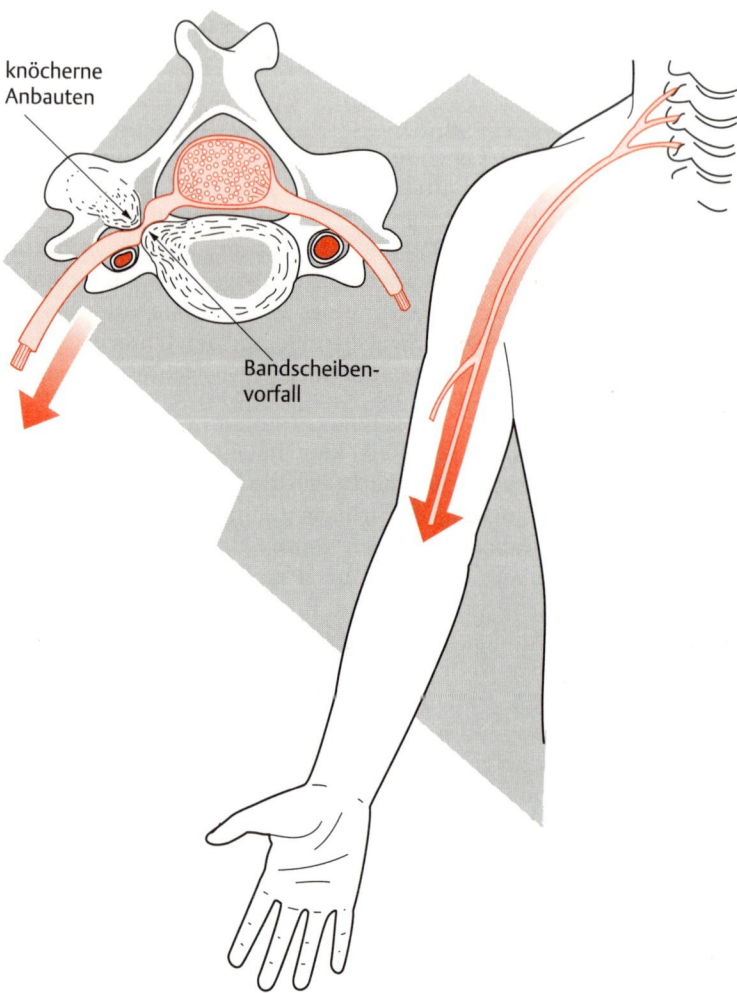

Abb. 9: Wird ein Nerv beim Austritt aus der Halswirbelsäule gedrückt, so können Schmerzen bis in den Ellenbogen oder sogar die Finger ausstrahlen.

Trotz des ungünstigen Befundes wurde eine Operation nicht notwendig. Ich verordnete Frau F. für etwa 10 Tage eine Halskrawatte, um die Wirbelsäule vor unbedachten Bewegungen zu schützen und von außen zu stabilisieren. Die Bandage verhindert zudem, daß Kälte oder ein Luftzug die Muskelspannung verstärken. Zusätzlich absolvierte die Patientin eine manuelle Krankengymnastik, mit der der gedrückte Nerv entlastet wurde. Innerhalb von drei Wochen bildeten sich die Beschwerden zurück, nach weiteren zwei Wochen konnte die Patientin ihre Tätigkeit als Altenpflegerin wieder aufnehmen. Die Gefühlsstörungen verschwanden, und ein halbes Jahr später war auch der Bizepsreflex wieder nachweisbar. Eine Beeinträchtigung der Kraft bestand nicht mehr.

Die Geschichte von Frau F. zeigt, daß auch Nervenreizungen, die von der Halswirbelsäule ausgehen, ein ähnliches Krankheitsbild erzeugen können, wie es bei der Epikondylitis vorliegt. Durch die Untersuchung der Halswirbelsäule und die Prüfung des neurologischen Befundes läßt sich das Beschwerdebild jedoch eindeutig abgrenzen.

Die Altenpflegerin hatte Glück, denn manchmal sind eine Bandscheibenvorwölbung oder ein Bandscheibenvorfall so ausgeprägt, daß eine Operation unumgänglich ist. Dabei wird das vorgefallene Bandscheibengewebe entfernt, die beiden Wirbelkörper werden durch einen Knochenblock miteinander verbunden. Im Laufe der Zeit verknöchert der operierte Bandscheibenraum, ein erneuter Vorfall ist damit praktisch ausgeschlossen.

Schulterschmerz und Ellenbogen

Doch nicht nur Beschwerden von seiten der Halswirbelsäulennerven, auch Erkrankungen der Schulter können sich bis auf den Ellenbogen ausdehnen. Ich möchte Ihnen hierfür noch ein weiteres Beispiel schildern:

Herr B. ist aktiver Tennisspieler, er ist die »Stütze« seines Vereins, trainiert die Jugend und fehlt bei keiner Vereinsmeisterschaft. Das Alter sieht man dem 50jährigen nicht an, er ist sportlich und agil. Krankheiten oder körperliche Beschwerden scheint er nicht zu kennen. An einem Montag, gleich um 8 Uhr zu Beginn der Sprechstunde, steht er schon vor der Praxis und klagt über heftige Schmerzen im Oberarm, die bis auf den Ellenbogen ausstrahlen. Die Schmerzen sind sehr heftig:

»Herr Doktor, Sie müssen mir helfen, ich habe einen akuten ›Tennisellenbogen‹. Gestern habe ich 3 Stunden auf dem Tennisplatz gestanden, zuerst einige Einzel und später noch ein Doppel gespielt. Schon am Ende bemerkte ich Schmerzen im Oberarm, heute nacht wurde es ganz schlimm, ich konnte nur im Stuhl schlafen, der Ellenbogen und der Arm schmerzen so heftig, ich kann nicht mehr zupacken. Auch die zwei Aspirin-Tabletten, die ich im Laufe des Abends genommen habe, linderten die Beschwerden nicht. Geben Sie mir eine Spritze in den Ellenbogen, damit die Schmerzen möglichst schnell wieder verschwinden.«

Nachdem Herr B. sich das Hemd ausgezogen hat, untersuche ich zuerst den Ellenbogen. Die Streckung und Beugung bereitet ihm schon Schmerzen; sobald ich nur den Ellenbogen an der Außenseite berühre, klagt er über heftige Beschwerden. Die Hand und der Unterarm sind leicht geschwollen, ein Befund, den man nicht selten bei akuten Armschmerzen findet. Hängt der Arm nach unten, so stauen sich dadurch die Venen, zudem kann die Lymphflüssigkeit schlechter abfließen.

Mir fällt auf, daß Herr B. den Oberarm eng an den Körper preßt und jede Bewegung in der Schulter vermeidet. Ich versuche daraufhin, die Schulter abzuspreizen, nehme den Oberarm in die Hand und winkle ihn ganz leicht ab. Obwohl ich vorsichtig bin, kann Herr B. den Schmerz, der jetzt von der Schulter ausgeht, nur mühsam unterdrücken, er bittet mich, den Arm in Ruhe zu lassen. Und tatsächlich, ich kann den Arm nur um 20 Grad vom Körper abspreizen, die Vorführung ist stark eingeschränkt. Eine Drehung in der Schulter ist überhaupt nicht möglich, zudem, ist sie sehr berührungsempfindlich (Abb. 10).

Schulterschmerz und Ellenbogen 31

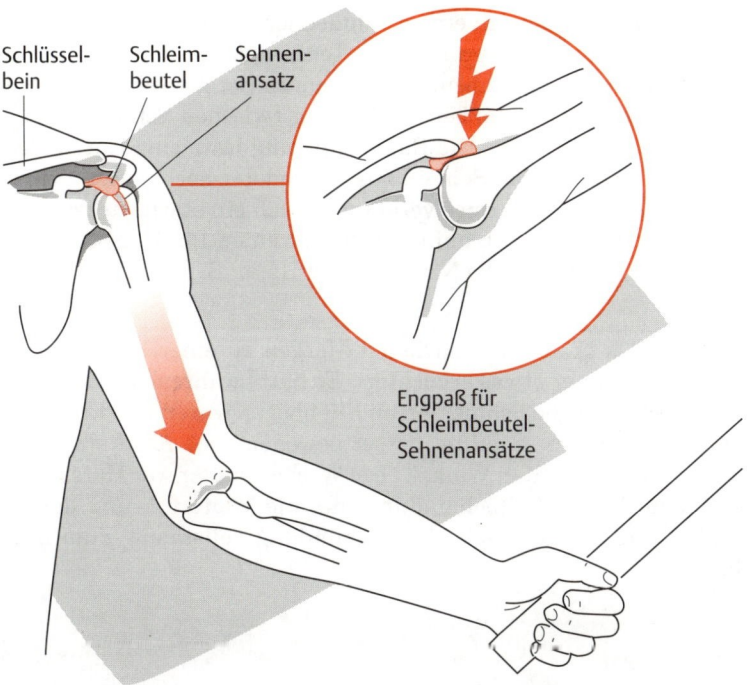

Abb. 10: Entzündungen, Schleimbeutel und Abnutzungen der die Schulter umgebenden Sehnen und Muskeln können akute Armschmerzen verursachen.

Ich frage Herrn B.: »Haben Sie nicht den Eindruck, daß die Schmerzen von der Schulter ausgehen, Sie sagten, Sie hätten Schmerzen im Ellenbogen?«

»Ja, ich dachte zuerst, daß es der Ellenbogen sei, aber jetzt merke ich, daß die Schmerzen in der Schulter noch stärker sind. Beim Abspreizen oder Drehen tut es so weh, daß ich es nicht aushalten kann.«

Bei Herrn B. liegt eine akute Schultersteife vor. Die Röntgenaufnahme und eine Ultraschalluntersuchung zeigen, daß sich zwischen dem Oberarmkopf und dem Schulterdach eine Verkalkung ausgebildet hat, die zu einer akuten Entzündung der Schulter führte. Davon ist auch die Sehnenscheide des Bizepsmuskels betroffen, in dem sich Flüssigkeit angesammelt hat. Da der Bizepsmuskel über die Vorderfläche des Oberarms zieht und am Unterarm ansetzt, strahlen die Beschwerden bis zum Ellenbogen aus; Herr

B. hat den Eindruck, an einem Tennisellenbogen zu leiden. Tatsächlich waren die Beschwerden ja auch beim Tennisspielen aufgetreten. Wahrscheinlich wurde ein Schleimbeutel, in dem sich bereits seit längerer Zeit etwas Kalk eingelagert hatte, beim Aufschlag zwischen Schulterdach und Oberarmkopf eingeklemmt. Die Raumbeengung löste eine Entzündung der die Schulter umgebenden Sehnen aus. Wegen der hochakuten Schmerzen und der Schwellung des Armes verabreichte ich ein stark wirksames Antirheumatikum und empfahl, auf die Schulter einen Plastikbeutel mit Eisstückchen aufzulegen. Für die Nacht gab ich Herrn B. noch ein Schmerzzäpfchen mit.

Als er sich am nächsten Morgen zu einer Kontrolluntersuchung vorstellte, war er etwas erleichtert. Er hatte während der Nacht einigermaßen geschlafen, die Schmerzen im Ellenbogen waren vollständig verschwunden, er konnte die Schulter besser bewegen, eine Abspreizung gelang nun schon bis zum rechten Winkel. Drei Wochen später war Herr B. beschwerdefrei, eine Ultraschallbehandlung und die Weiterführung der Eistherapie hatten dazu beigetragen, die Entzündung vollständig zum Abklingen zu bringen.

Die Diagnose des Tennisellenbogens und des Golferarms:
Das Gespräch ist die halbe Diagnose

Sie haben inzwischen unterschiedliche Ursachen von Ellenbogenschmerzen kennengelernt. Die Entstehung der Beschwerden gibt den wichtigsten Hinweis auf die Art der Erkrankung. Ich frage Patienten, die mit Ellenbogenschmerzen in die Praxis kommen, wann die Schmerzen erstmalig aufgetreten sind und ob sie sich an einen Auslöser erinnern können. Häufig ist dies der Fall: der Garten wurde umgegraben, ein Zimmer wurde renoviert, die Fenster geputzt oder ein Holzboden abgezogen. Natürlich nicht zu vergessen die sportlichen Auslöser, die ich bereits erwähnt habe: Federball, Tischtennis, Squash oder das Golfspiel. Aber nicht immer ist ein Auslöser erinnerlich.

Ich prüfe die Streckung, Beugung und Umwendbewegung des Ellenbogengelenkes, die bei der Epikondylitis nicht eingeschränkt sind. Manchmal treten allerdings bei maximaler Beugung, Drehung oder vollständiger Streckung Schmerzen an der Innen- oder Außenseite des Ellenbogens auf. Danach drücke ich mit dem Daumen zuerst leicht auf den äußeren, dann auf den inneren Oberarmknorren. Liegt eine stärkere Reizung vor, dann äußerst der Patient sofort Schmerzen. Erhärtet wird die Diagnose, indem man die Hand gegen Widerstand im Handgelenk beugen oder strecken läßt:

Ich bitte den Patienten, seine Hand im Handgelenk gegen meinen Widerstand zu strecken. Dabei halte ich leicht gegen die Finger. Liegt eine Sehnenansatzreizung am äußeren Oberarmknorren vor, dann entstehen bei dieser Bewegung Schmerzen (Thomsonscher Handgriff). Danach beugt der Patient die Hand mit Kraft erneut gegen meinen Widerstand. Treten dabei Schmerzen an der ellenwärtigen Seite des Gelenkes auf, dann kann man mit hoher Wahrscheinlichkeit von einem Golfer- oder Werferarm ausgehen. Alle Lasten, die mit der Hand aus dem Handgelenk gehoben oder getragen werden müssen, oder Tätigkeiten, bei denen man sich mit der Hand abstützt, bereiten Beschwerden. Da wir unsere Hand nicht ruhig halten, sondern sie im Laufe des Tages tausendfach bewegen, kleinere Lasten aufnehmen, halten, tragen oder uns abstützen, wird der Ansatz der Sehnen bei diesen Tätigkeiten immer wieder neu gereizt (Abb. 11).

34 Die Diagnose des Tennisellenbogens

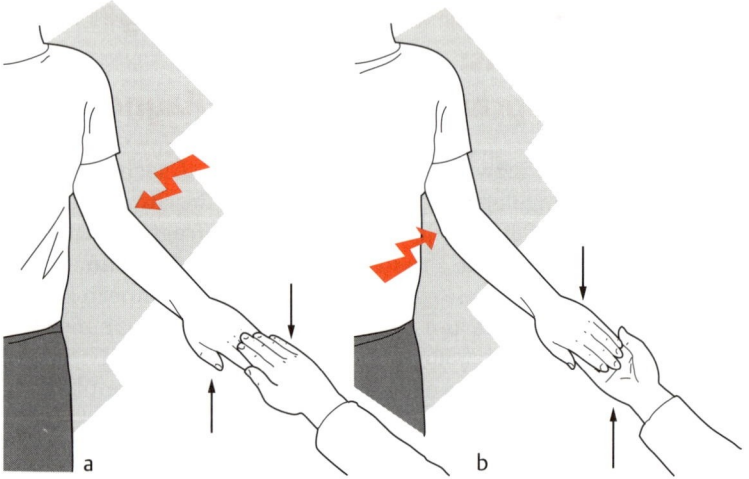

Abb. 11: Die Hebung der Hand gegen Widerstand verursacht Schmerzen (Thomsonscher Handgriff)
a) – Tennisellenbogen
b) – Golferarm

In den meisten Fällen läßt sich die Epikondylitis allein durch eine körperliche Untersuchung diagnostizieren. Allerdings sollte man niemals versäumen, die Halswirbelsäule und die Schulter mit zu untersuchen.

Sie haben am Beispiel von Frau F. bereits erfahren, daß Schmerzen im Ellenbogengelenk und im Unterarm durch eine Nervenreizung in der Halswirbelsäule entstehen können. Um dies zu erkennen, prüft man die Beweglichkeit der Halswirbelsäule: Ich bitte den Patienten, im Stehen den Kopf nach rechts und links zu drehen, prüfe die Vor- und Rück- sowie die Seitneigung. Sobald ich den Verdacht einer Bewegungseinschränkung habe, bitte ich den Patienten, sich so auf eine Untersuchungsliege zu legen, daß die Schultern mit dem Ende der Liege abschließen. Ich halte den Kopf, der sonst überhängen würde, mit beiden Händen, bitte den Patienten, sich zu entspannen und führe langsam eine Dreh- und Seitbewegung sowie die Vor- und Rückneigung aus. Hierbei gelingt es mir am ehesten, Bewegungseinschränkungen, Blockierungen einzelner Wirbelgelenke und andere Funktionsstörungen der Wirbelsäule zu erkennen.

Im Sitzen oder Stehen prüfe ich dann die Konsistenz der Muskulatur. Ich erkenne, ob sie weich und geschmeidig oder verspannt und bretthart ist. Ausstrahlende Schmerzen bei der Untersuchung einer verspannten Muskulatur deuten darauf hin, daß möglicherweise bei der Entstehung des Tennisellenbogens auch Veränderungen der Halswirbelsäule oder eine Disposition zu Muskelverspannungen eine Rolle spielen. Es sollte zusätzlich die Sensibilität der Hand und des Armes, die Beweglichkeit der Finger und Arme kontrolliert werden, um auszuschließen, daß ein Nerv, der die Halswirbelsäule zwischen den einzelnen Wirbelkörpern verläßt, gedrückt ist. Ein typisches Zeichen hierfür wäre das Einschlafen des Daumens oder Zeigefingers, eine Kraftminderung beim Zupacken oder ein umschriebenes »Bizzeln«, ein Ameisenlaufen an der Innen- und Außenfläche des Ober- bzw. Unterarmes und der Hand.

Ist der neurologische Befund nicht krankhaft verändert und die Muskulatur von Schultern und Nacken weich, dann ist noch die Funktion der Schulter zu überprüfen. Die Schulter wird in allen Ebenen bewegt, dabei achte ich besonders auf die Drehfähigkeit der Schulter bei rechtwinklig abgespreiztem Arm. Diese Komplexbewegung ist bei Entzündungen und Verklebungen der Schultergelenkkapsel schon im Anfangsstadium eingeschränkt. Auch bei abnutzenden Veränderungen der Sehnen, die unterhalb des Schulterdaches verlaufen (Rotatorenmanschette), sind die Bewegungen schmerzhaft. Manchmal kann ein Zusammenhang mit der Epikondylitis vermutet werden.

Ist die Schulter nicht eingeschränkt, dann spricht alles dafür, daß es sich tatsächlich um eine Epikondylitis handelt. Nur wenn Zweifel bestehen, das Gelenk überwärmt oder geschwollen ist, die Schmerzen schon seit Wochen bestehen oder eine Behandlung erfolglos geblieben ist, wird man sich mit technischen Untersuchungen der Richtigkeit der Diagnose vergewissern müssen.

Die Röntgenaufnahme

An erster Stelle nach der körperlichen Untersuchung steht die Röntgenaufnahme. Der Ellenbogen wird von vorne und von der Seite geröntgt. Der normale Röntgenbefund zeichnet sich dadurch aus, daß die Gelenkflächen, der Oberarmrollen, des Ellenbogens und des Speichenköpfchens glatt begrenzt sind. Der Knorpel selbst läßt sich nicht erkennen, die Röntgenstrahlen durchdringen ihn, ohne wesentlich geschwächt zu werden. Die Höhe des Gelenkspaltes entspricht der Dicke des Knorpels. Dadurch ist zwischen den Knochen ein ausreichend weiter Gelenkspalt zu erkennen. Die Röntgenaufnahme ist vor allem wichtig, um andere Ursachen von Ellenbogenbeschwerden auszuschließen (Abb. 12 a–b).

Das Ellenbogengelenk kann im mittleren und höheren Alter, insbesondere bei Menschen, die körperlich schwer arbeiten, einer Abnutzung unterliegen. In diesen Fällen sind die Gelenkflächen verbreitert, der Gelenkspalt ist schmäler, manchmal sind die Konturen unregelmäßig und wellig gestaltet. Man spricht von einer Arthrose.

Bei der chronischen Epikondylitis und bei besonderer Disposition sind manchmal an den Sehnenansätzen kleine, spornförmige Ausziehungen zu erkennen. Infolge des lang andauernden Reizes und der Entzündung hat der Körper kleine Kalkkristalle eingelagert, die sich im Röntgenbild zu erkennen geben. Daß diese Ausziehungen nicht immer als Zeichen einer Krankheit gedeutet werden dürfen, zeigen Röntgenaufnahmen von völlig beschwerdefreien Personen, bei denen derartige Veränderungen zu erkennen sind. Ein Knochenanbau muß also nicht unbedingt auf eine Epikondylitis hindeuten, insbesondere, wenn sich in der Umgebung anderer Gelenke Verkalkungen der Muskel- und Sehnenansätze erkennen lassen. Die Ursache dieser besonderen individuellen Disposition ist uns nicht bekannt.

Die Röntgenaufnahme 37

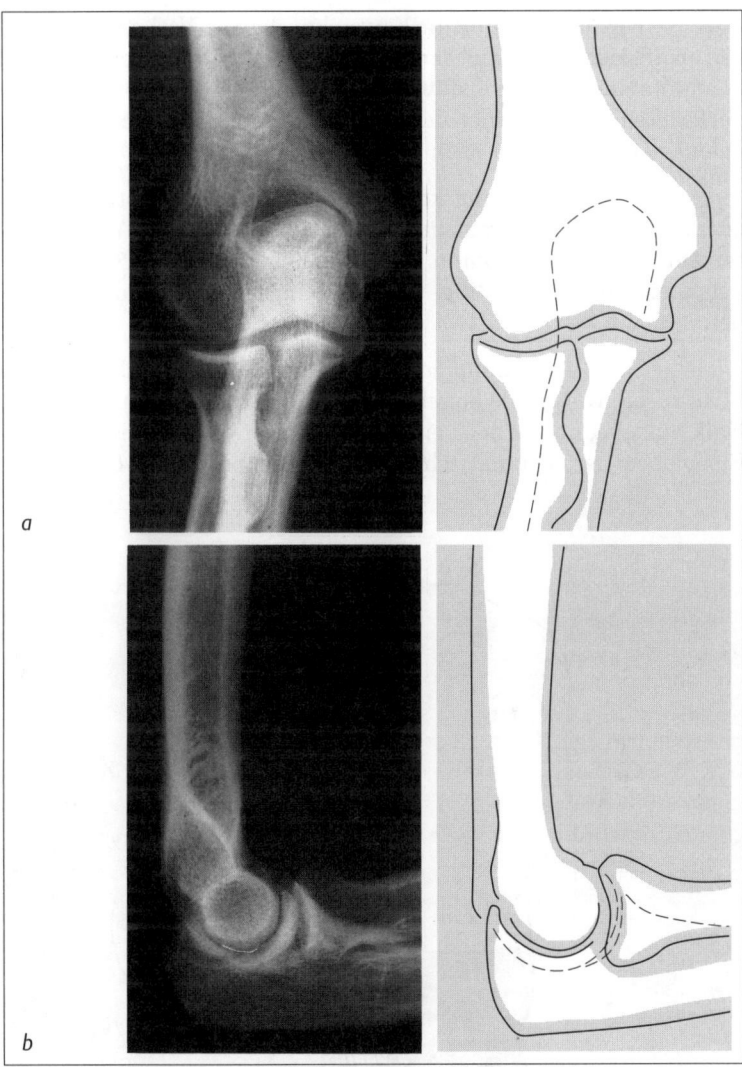

Abb. 12: Röntgenaufnahmen des rechten Ellenbogengelenkes
 a) – von vorn
 b) – von der Seite

Die Diagnose des Tennisellenbogens

Nicht selten sind die Folgen knöcherner Verletzungen im Kindesalter, an die sich der erwachsene Patient nicht mehr erinnern kann. Die Röntgenaufnahme zeigt nun, daß eine Fehlstellung im Gelenk vorliegt, z. B. ein verformtes Ellenköpfchen oder eine Abweichung der Achse des Ellenbogengelenkes im Unterarm nach außen oder innen (Abb. 13).

Die Fehlhaltung kann wiederum zu Überlastungen des inneren oder äußeren Ellenbogens führen. Bei einer stärkeren Abweichung des Unterarms nach außen kann der Ellennerv so stark gereizt werden, daß Schmerzen bis in den Ring- und Kleinfinger ziehen und die Finger vertauben.

Das Röntgenbild informiert uns vor allem über die knöchernen Strukturen; Weichteile kommen nur dann zur Darstellung, wenn sich ihnen Kalk eingelagert hat oder eine stärkere Schwellung besteht, wie dies zum Beispiel bei der rheumatischen Gelenkentzündung der Fall ist.

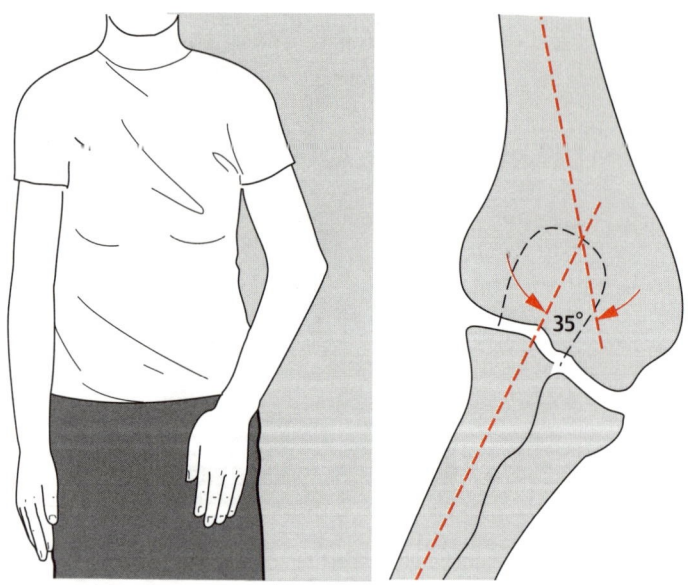

Abb. 13: O-Fehlstellung des Ellenbogens nach Oberarmrollenbruch, der in Fehlstellung verheilte

Die Ultraschalluntersuchung

Ultraschallwellen werden seit den 30er Jahren am Menschen angewendet. Man benutzte den Ultraschall anfänglich vor allem zur Behandlung rheumatischer Leiden und des Hexenschusses. Die Ultraschallwellen sind für das menschliche Ohr nicht hörbar, sie gehen von einem Schallkopf aus, in dem ein Quarzkristall Schwingungen aussendet, die vom Gewebe reflektiert werden. Je nach Intensität entsteht eine geringere bis stärkere Wärmewirkung. Ich werde auf die Bedeutung des Ultraschalls für die Behandlung der Epikondylitis noch weiter unten eingehen.

Mit der Zeit lernte man, die reflektierten Ultraschallwellen auf einem Bildschirm festzuhalten und zu diagnostischen Zwecken zu verwenden. Mit Hilfe des diagnostischen Ultraschalls können wir besonders gut Weichteilstrukturen erkennen. Begrenzungen des Knochens, der Verlauf von Sehnen und Muskeln, ja sogar größere Muskelbündel und kleinere Knochenunregelmäßigkeiten an der Oberfläche lassen sich mit Hilfe des Ultraschalls darstellen. Das gleiche gilt für flüssigkeitsgefüllte Schleimbeutel, kleine Knochenvorsprünge und eine Flüssigkeitsdurchtränkung des Weichgewebes (Ödem).

Die Ultraschalldiagnostik setzte sich zuerst bei internistischen und gynäkologischen Erkrankungen durch, Nieren- und Gallensteine, aber auch Flüssigkeitsansammlungen und Tumoren des Bauchraums sind gut zu erkennen.

Im Laufe der Zeit erkannte man den Wert des Ultraschalls auch für orthopädische Erkrankungen. Mit Hilfe des Ultraschalls lassen sich ein Gelenkerguß oder Verdickungen der Gelenkinnenhaut bei rheumatischen Erkrankungen leicht nachweisen. Das gleiche gilt für kleine Knochenauswüchse im Bereich des Sehnenansatzes, die gelegentlich beim Tennisellenbogen vorkommen.

Eine Ultraschalluntersuchung wird beim unkomplizierten Tennisellenbogen keinen krankhaften Befund ergeben. Der innere und äußere Oberarmknorren ist regulär geformt, die Muskeln und Sehnen stellen sich regelrecht dar, eine Flüssigkeitsansammlung oder eine ödematöse Durchtränkung des Gewebes fehlen. Ein vergrößerter Schleimbeutel am Ellenbogen kann ebenfalls nicht nachgewiesen werden. Der Ultraschall dient dazu, andere, insbesondere entzündliche Erkrankungen, auszuschließen.

Bei chronischen Verlaufsformen lassen sich dagegen nicht selten Unregelmäßigkeiten an den Insertionsstellen der Sehnen sowie kleine spornförmige Ausziehungen an der inneren und äußeren Begrenzung des

Oberarmes nachweisen. Ist die Ursache des Ellenbogenschmerzes ein größerer Muskelfaserriß, dann erkennt man eine Konturunterbrechung in der Muskulatur.

Ergeben sich bei der körperlichen Untersuchung, im Röntgenbild oder der Ultraschalluntersuchung Hinweise für eine entzündliche Erkrankung oder sind alle Versuche der physikalischen Therapie erfolglos geblieben, dann sollte auf eine Laboruntersuchung nicht verzichtet werden.

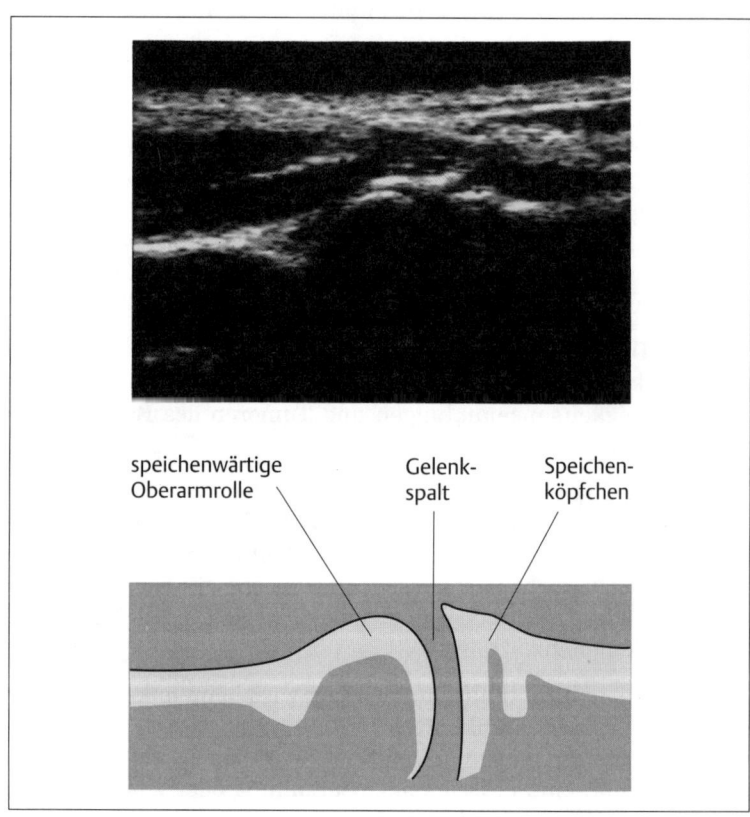

Abb. 14: Mit Hilfe der Ultraschalluntersuchung können Flüssigkeitsansammlungen und Verdickungen der Gelenkkapsel oder knöcherne Ausziehungen erkannt werden (hier: Normalbefund).

≡ Die Blutuntersuchung

Die Epikondylitis ist in den allermeisten Fällen eine Erkrankung mit mechanischer Ursache. Sie geht nicht – oder nur selten – mit einer Veränderung der Blutzusammensetzung oder dem Nachweis von Entzündungsfaktoren einher. Bei akut auftretenden Ellenbogenbeschwerden ist eine Laboruntersuchung deshalb entbehrlich.

Anders ist die Situation bei heftigen Schmerzen des Ellenbogens, die von einer Anschwellung des Unterarms und der Hand begleitet werden. Die Epikondylitis kann mit einer Sehnenscheidenentzündung oder Sehnenansatzschmerzen im Bereich des Handgelenkes verbunden sein. Ursachen hierfür können Reaktionen der Sehnenscheiden oder der Gelenkinnenhaut, auch durchgemachte bakterielle oder virale Infekte oder ein entzündlich-rheumatisches Geschehen sein, das auf Ellenbogen und Unterarm begrenzt bleibt. Auch bakterielle Entzündungen nach kleinen Verletzungen (z. B. Wundrose, Erysipel) können eine Schwellung des Ellenbogens und Unterarmes hervorrufen. Die Laboruntersuchung hilft uns, entzündliche Erkrankungen im Anfangsstadium festzustellen.

Gelegentlich ist das Ellenbogengelenk von einem Gichtanfall betroffen, der mit ausgeprägten Schmerzen und einer Rötung einhergeht (siehe Seite 75). Ist die Harnsäure normal, die Blutsenkungsgeschwindigkeit (BSG) und ein weiterer Entzündungsfaktor (das C-reaktive Protein) erhöht, dann muß von einer anderen rheumatischen oder entzündlichen Erkrankung ausgegangen werden. Bakterielle Infekte zeichnen sich durch eine Erhöhung der weißen Blutkörperchen und eine Verschiebung in der Zusammensetzung der roten Blutkörperchen aus. Der Rheumafaktor gibt zusätzlich Auskunft über eine entzündlich-rheumatische Erkrankung.

Haben alle bisherigen diagnostischen Maßnahmen das »Rätsel« der Ellenbogenschmerzen nicht lösen können, dann kommen noch andere Untersuchungsverfahren in Frage:

Die Computertomographie

Mit Hilfe der Computertomographie lassen sich die verschiedenen Schichten des Ellenbogengelenkes, Knochen und Weichteile exakt darstellen. Die Röntgenstrahlen, die das Gewebe durchdringen, werden in unterschiedlicher Stärke absorbiert. Im Computertomographen wird die jeweilige Absorption berechnet und aus den erhaltenen Werten ein Bild des Ellenbogengelenkes zusammengesetzt. Strukturen, die im Röntgenbild übereinander projiziert werden, lassen sich in der Computertomographie gut voneinander differenzieren. Der Knorpel ist sichtbar, ebenso die Gelenkinnenhaut, die Computertomographie ermöglicht uns,»in das Gelenk hineinzuschauen«. Der Wert der Computertomographie besteht vor allem in der Diagnostik bisher im Röntgenbild übersehener Verletzungen, z. B. kleiner Knorpel-Knochen-Absprengungen oder Durchblutungsstörungen der Oberarmrollen bzw. des Speichenköpfchens und des Ellenbogens, die bei Jugendli-

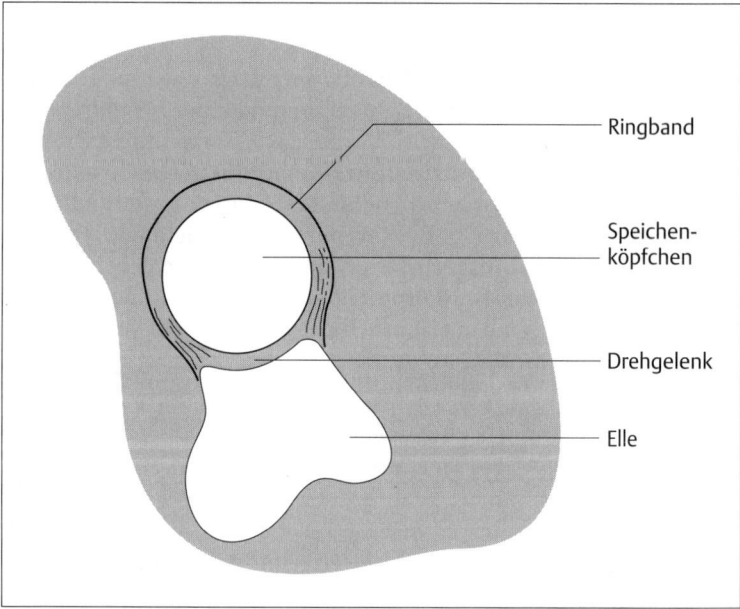

Abb. 15: Die Computertomographie ermöglicht es, Schnittbilder des Ellenbogens zu erhalten. Nebenstehend eine Abbildung des Gelenks zwischen Speichenköpfchen und Elle.
Die Aufnahme wurde freundlicherweise von PD Dr. U. Lörcher, Deutsche Klinik für Diagnostik zur Verfügung gestellt.

Die Computertomographie

chen gelegentlich vorkommen und mit einem Tennisellenbogen verwechselt werden können. Ähnliche Bilder wie die Computertomographie liefert die Magnetresonanztomographie (Kernspintomographie), deren Stärke zusätzlich in der Beurteilbarkeit der Weichteile liegt (Abb. 15).

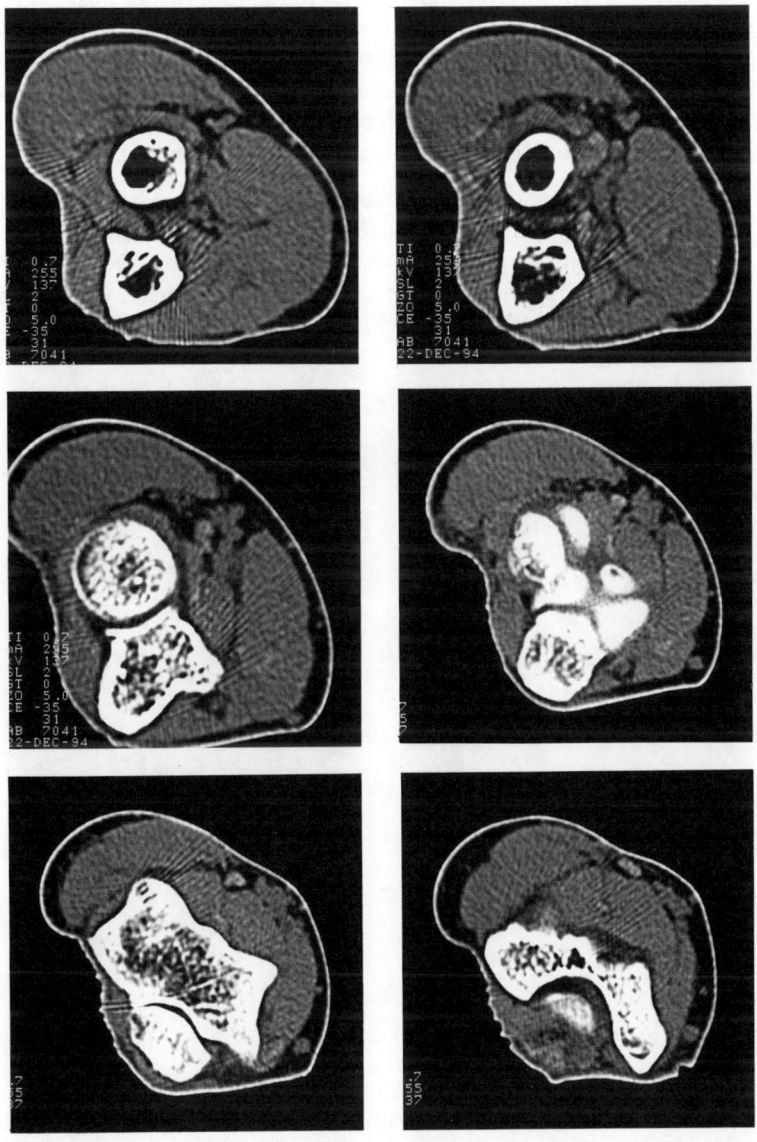

Die Kernspintomographie

Die Kernspintomographie kommt ohne Anwendung von Röntgenstrahlen aus. Der Patient legt sich bzw. seinen Arm in eine Röhre, in der ein Magnetfeld angelegt wird. Die in unserem Körper vorhandenen Wasserstoffionen geben elektromagnetische Wellen ab, die gemessen und dargestellt werden. Auf diese Weise entstehen Bilder von früher nicht gekanntem Detailreichtum und Schärfe. Wir erkennen den Knochen, den Knorpel, die Sehnenansätze mit den Muskeln und das Unterhautfettgewebe. Selbst ein kleiner Erguß, ein Ödem am Sehnenansatz oder ein kleiner Schleimbeutel, entziehen sich der Kernspintomographie nicht (Abb. 16).

Die Kernspintomographie ist das am weitesten entwickelte bildgebende Verfahren, das uns zur Verfügung steht. Allerdings – und hier zeigen sich die Grenzen der Methode – ist die unkomplizierte Epikondylitis nicht erkennbar. Eine Kernspintomographie sollte deshalb nur durchgeführt werden, wenn die Behandlung des schmerzenden Ellenbogens über längere Zeit erfolglos geblieben ist und eine bisher nicht erkannte ernste Erkrankung vermutet wird.

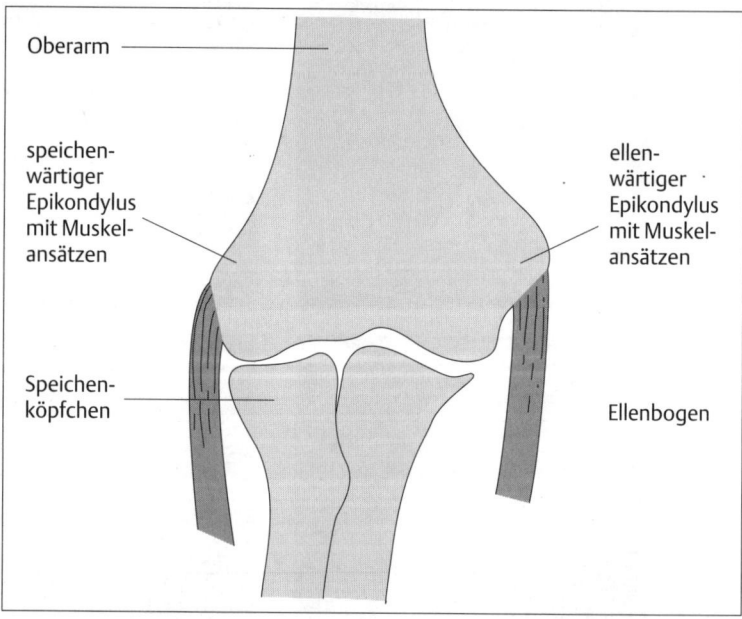

Abb. 16: Kernspintomographie des Ellenbogens.
Die Aufnahme wurde freundlicherweise von PD Dr. U. Lörcher, Deutsche Klinik für Diagnostik zur Verfügung gestellt.

Die Kernspintomographie

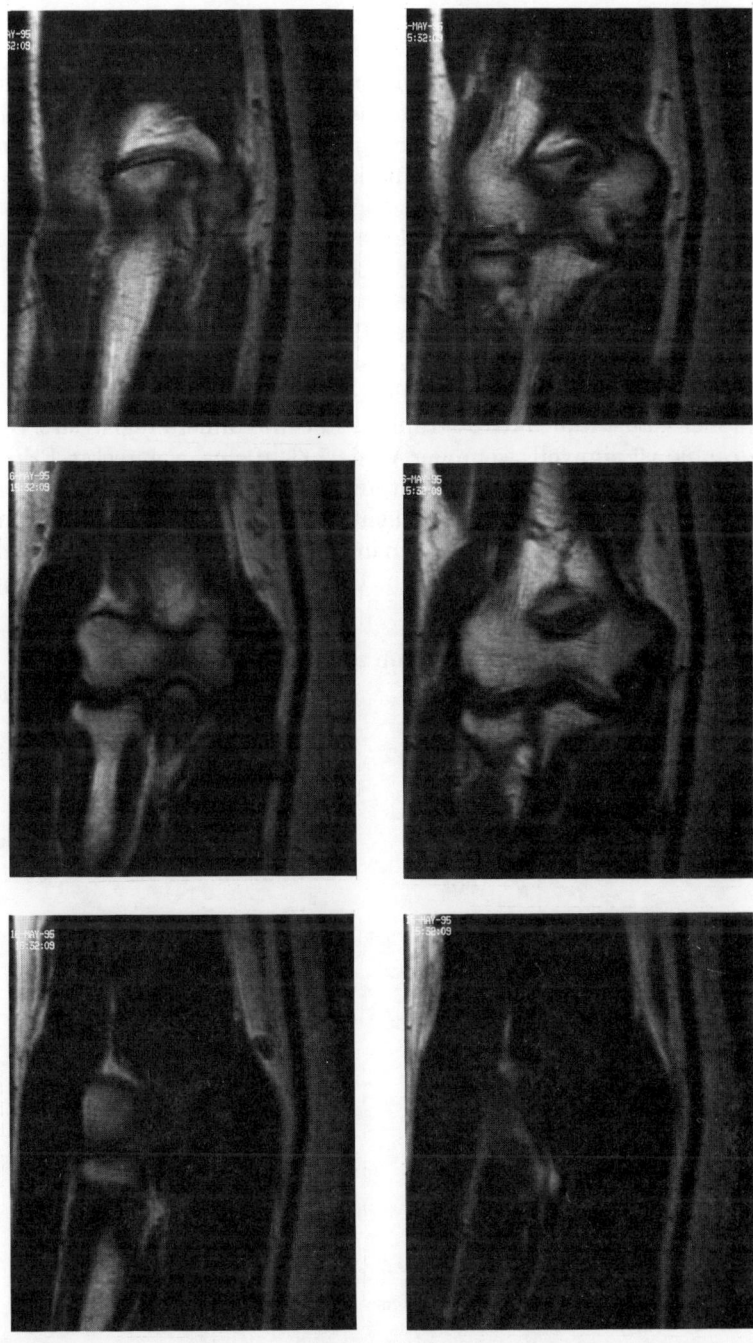

Das Szintigramm

Die Szintigraphie ist ein nuklearmedizinisches Untersuchungsverfahren, bei dem ein schwach radioaktiver Stoff in eine Vene injiziert wird. Dieser verteilt sich mit dem Blut im gesamten Körper. Je nachdem, ob die Weichteile oder der Knochen dargestellt werden sollen, wählt man eine unterschiedliche radioaktive Ausgangssubstanz. Der eingespritzte Stoff folgt dem Blutstrom. Besteht eine akute Entzündung, zum Beispiel als Folge einer bakteriellen Infektion, dann zeigt bereits die Überwärmung und Rötung des Gewebes die stärkere Durchblutung an. Die radioaktive Flüssigkeit durchströmt den betroffenen Bezirk in höherer Intensität als das übrige Gewebe. Eine Gamma-Kamera mißt die Radioaktivität über dem ganzen Körper und hält sie in einem Bild fest. Je stärker die Entzündung ist, um so größer ist die radioaktive Strahlung, die die Kamera registriert. Die Szintigraphie ist sinnvoll, wenn der Verdacht auf eine »versteckte Erkrankung« des Ellenbogengelenkes besteht, die sich sonst nicht diagnostizieren läßt. Hierzu gehören neben Kncohenentzündungen und eigenständigen Tumoren auch bösartige Absiedlungen im Verlauf von Krebserkrankungen. Beim »einfachen« Tennisellenbogen und Golferarm spielt die Szintigraphie indessen keine Rolle.

Nach so viel Theorie nun zurück zur Praxis.

Der akute Ellenbogenschmerz

Die heftigen Schmerzen am Ellenbogen können direkt nach einer körperlichen Überanstrengung oder danach »über Nacht« entstehen. Die Schmerzen sind pochend, ziehend, brennend und können so stark ausgeprägt sein, daß man nicht in der Lage ist, kleine Gegenstände mit den Fingern zu fassen oder sich mit der Hand an einem Geländer festzuhalten. In $^9/_{10}$ aller Fälle gehen die Schmerzen von den Sehnenansätzen am äußeren oder inneren Oberarmknorren aus. Der akute Schmerz kann sich über den ganzen Ellenbogen verbreiten, manchmal ist es für den Betroffenen nicht einfach, den Ausgangspunkt zu lokalisieren. Die vollständige Beugung und Streckung und die maximale Umwendbewegung können, ebenso wie das Heben oder Senken der Hand, heftige Schmerzen bereiten.

Die Ursachen für die Entstehung des Tennisellenbogens und Golferarms haben Sie bereits weiter oben kennengelernt. Was können Sie nun gegen die akut aufgetretenen Schmerzen tun?

Die Behandlung des akuten Ellenbogenschmerzes

Tab. 1   Die Stufenbehandlung des akuten Ellenbogenschmerzes

1. Stufe: Entlastung, Kälte, Ruhe
2. Stufe: Ärztliche Diagnostik, Physiotherapie, orthopädietechnische Hilfsmittel zur Entlastung der Sehnen- und Muskelansätze
3. Stufe: Erweiterte Intensivbehandlung: Antirheumatische Medikamente, Injektionen, Gipsruhigstellung, Röntgenbestrahlung, Stoßwellentherapie
4. Stufe: Operative Therapie

In der Praxis hat sich die Behandlung der Epikondylitis nach einem Stufenschema bewährt. Am Anfang steht die Entlastung, es folgen die nebenwirkungsfreie und nicht eingreifende physikalische Therapie, die Anwendung von Salben, Verbänden und die Verordnung von orthopädietechnischen Hilfsmitteln zur Entlastung der Sehnen- und Muskelansätze. Erst wenn die Bemühungen ohne Erfolg geblieben sind, werden Medikamente eingesetzt, die eingenommen oder injiziert werden können. Zur erweiterten Intensivbehandlung (Stufe 3) gehören unter anderem die vollständige Ruhigstellung des Armes im Gipsverband und die Röntgenentzündungsbestrahlung. Bleibt auch diese Behandlung längere Zeit erfolglos, dann kann in einer 4. Stufe an die Operation gedacht werden.

1. Stufe: Entlastung, Kälte, Ruhe

Das A und O jeglicher Therapie ist die Vermeidung der auslösenden Tätigkeit, sei es im Sport, im Haushalt oder Beruf. Erst wenn Sie die Ursache Ihrer Schmerzen beseitigt haben, kann eine Therapie anschlagen. Der Rat ist leicht gegeben, aber manchmal schwer verwirklicht: Vielleicht haben Sie sich schon lange auf eine Vereinsmeisterschaft im Tennis vorbereitet, die Renovierung der Wohnung geplant oder dringende berufliche Pflichten, die den vollen Einsatz ihrer Hände erfordern: Dennoch, es führt kein Weg daran vorbei: Keine Ausheilung ohne vorübergehende Schonung!

Haben Sie die Ursache Ihrer Epikondylitis gefunden, dann haben Sie schon »halb gewonnen«: Sie vermeiden eine Verschlimmerung Ihrer Beschwerden. Nun kommt es darauf an, die Entzündung zum Abklingen zu bringen:

Am einfachsten ist es, den Ellenbogen mit einem Eisbeutel oder Umschlägen zu kühlen. Sofern Ihnen keine handelsübliche Kühlpackung, die sich dem Körper anschmiegt, zur Verfügung steht, reicht es aus, wenn Sie einen Plastikbeutel mit Eisstückchen füllen und ihn auf den Ellenbogen legen. Ist Ihnen der Beutel zu kalt, dann decken Sie zuerst die Haut mit einem Leinenhandtuch ab (Abb. 17).

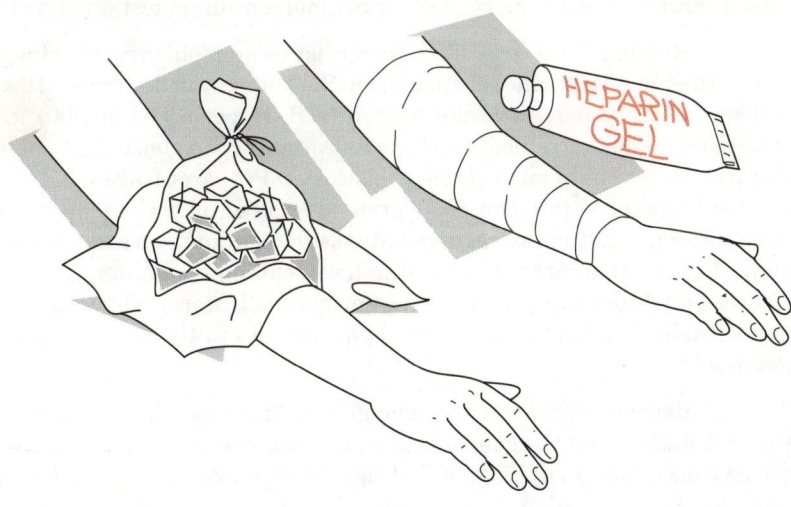

Abb. 17: Die Auflage eines Eisbeutels, Salben oder Gels lindern die Beschwerden

Alternativ dazu können Sie den Ellenbogen mit Eisstückchen abreiben. Die Kälte lindert den Schmerz, sie hat zugleich einen heilenden Effekt: Die Entzündung wird eingedämmt, einer Schwellung vorgebeugt; die nach der Kühlung auftretende verstärkte Durchblutung trägt dazu bei, angefallene Stoffwechselprodukte zu eliminieren, sie begünstigt die Regeneration der Sehnen- und Muskelansätze.

Doch Vorsicht: Sie sollten niemals ein Kühlpack oder vielleicht sogar ein Kühlaggregat, mit dem man Kühltaschen füllt, aus der Kühltruhe entnehmen und mit Druck an den Ellenbogen wickeln. Ich habe mehrfach ausgeprägte Unterkühlungen gesehen, die auch dann noch behandlungsbedürftig waren, als der auslösende Ellenbogenschmerz längst abgeklungen war. Durch die Unterkühlung kann die Haut so weit geschädigt werden, daß sie sich wie bei einer Verbrennung II. Grades blasenförmig abhebt. Dieser Gefahr entgehen Sie, wenn Sie, wie bereits erwähnt, ein Handtuch zwischen Kühlpackung und Haut legen oder das Kühlelement aus dem Kühlschrank entnehmen.

Eine andere Möglichkeit besteht darin, einen Waschlappen anzufeuchten, ihn in das Eisfach zu legen und den Ellenbogen mit dem gefrorenen Frotteestoff zu kühlen. Der Waschlappen wirkt nicht so lange, ist aber schonender als ein Kühlelement. Sie können die Umschläge je nach Intensität der Beschwerden mehrfach wiederholen. Damit lassen sich die akuten Beschwerden so weit lindern, daß die Schmerzen zumindest erträglich sind.

Anschließend, z. B. über Nacht, ist es empfehlenswert, einen Verband mit einem Heparin-Gel anzulegen. Sie können ein derartiges Heparin-Gel rezeptfrei in der Apotheke kaufen (z. B. Heparin Gel 30.000). Da die Wirksamkeit der verschiedenen Gels im wesentlichen gleich ist, können Sie den Apotheker ruhig nach einem preiswerten Präparat fragen. Er wird Sie hierbei beraten. Vermeiden Sie wärmende Salben und Gels, die sonst bei rheumatischen Erkrankungen und Muskelverspannungen gute Dienste leisten. Die Entzündung könnte hierdurch verschlimmert werden. Manche Patienten empfinden eine Linderung, wenn sie den Unterarm bis zum Ellenbogen wickeln. Der Erfolg ist größer, wenn vorher ein Heparin-Gel aufgetragen wird.

Bei Schmerzen ist man geneigt, den Arm möglichst wenig einzusetzen und nach unten hängen zu lassen. Die Schonung ist richtig, vermeiden Sie es jedoch, den Arm längere Zeit herabhängen zu lassen, der Unterarm und die Hand würden anschwellen. Die Stauung der Venen und der Lymphflüssigkeit beeinträchtigt die Funktion der Hand und kann Schmerzen in den Fingern hervorrufen.

1. Stufe: Entlastung, Kälte, Ruhe

Lassen die Schmerzen trotz Kühlung, Salbeneinreibung und Wicklung nicht nach und können Sie Ihren behandelnden Hausarzt oder Orthopäden nicht erreichen, dann spricht kaum etwas dagegen, 1 oder 2 Tabletten Aspirin (Acetylsalicylsäure) à 500 mg oder Paracetamol Tbl. (500 mg, z. B. Ben-u-ron) einzunehmen. Hierdurch werden die Schmerzen für einige Stunden gelindert. Bilden sich die Schmerzen nicht innerhalb einiger Tage weitgehend zurück, dann sollten Sie Ihren Arzt aufsuchen.

2. Stufe: Ärztliche Diagnostik, Physiotherapie, orthopädietechnische Hilfsmittel zur Entlastung der Sehnen- und Muskelansätze

Die ärztliche Untersuchung ist in erster Linie wichtig, um andere, gravierende Ursachen des Ellenbogenschmerzes auszuschließen. Sie haben bereits gelesen, daß auch ein Bandscheibenvorfall zu akuten Schmerzen im Ellenbogen führen kann, ebenso eine bakterielle Entzündung, z. B. eines Schleimbeutels. In beiden Fällen unterscheidet sich die Behandlung grundsätzlich von der der Epikondylitis.

Auch Ihr Arzt wird Sie während der körperlichen Untersuchung nach einem möglichen Auslöser befragen und Ihnen neben der Schonung eine physikalische Therapie empfehlen.

Manchmal wirken Umschläge mit 70%igem Isopropylalkohol, der mit zwei Teilen Wasser verdünnt wird, besser als die Eisbehandlung. Ich verordne meinen Patienten häufiger bei der Epikondylitis 250 ml Alkohol und empfehle ihnen, sich zweimal am Tage eine halbe Stunde einen Umschlag mit der Lösung zu machen. Der Alkohol sollte zuvor mit 2 Teilen Wasser versetzt werden. Der in ein Küchenhandtuch eingeschlagene Ellenbogen wird mit dem Alkohol-Wasser-Gemisch beträufelt. Das Handtuch wird nicht abgedeckt, der Alkohol soll verdunsten. Er unterstützt das Abklingen des Entzündungsvorganges. Allerdings sollten hautempfindliche Patienten vorsichtig sein, da der Alkohol gelegentlich die Haut reizt.

Die Physiotherapie

Wegen ihrer guten Wirksamkeit und dem Fehlen von Nebenwirkungen steht die physikalische Therapie im Vordergrund der weiteren Behandlung. Allerdings darf man nichts Unmögliches verlangen: Die physikalische Therapie lindert den Schmerz, verbessert den Stoffwechsel und begünstigt die körpereigene Regeneration, ohne die eine Heilung nicht möglich ist. Sie benötigt Zeit und Geduld – bei gleichzeitiger Vermeidung der auslösenden Tätigkeit.

Der therapeutische Ultraschall

Sie kennen den »Ultraschall« als diagnostisches Verfahren in der Inneren Medizin oder der Gynäkologie. Weit älter als die diagnostische Anwendung von Ultraschallwellen ist die Ultraschalltherapie. Bei ihr werden

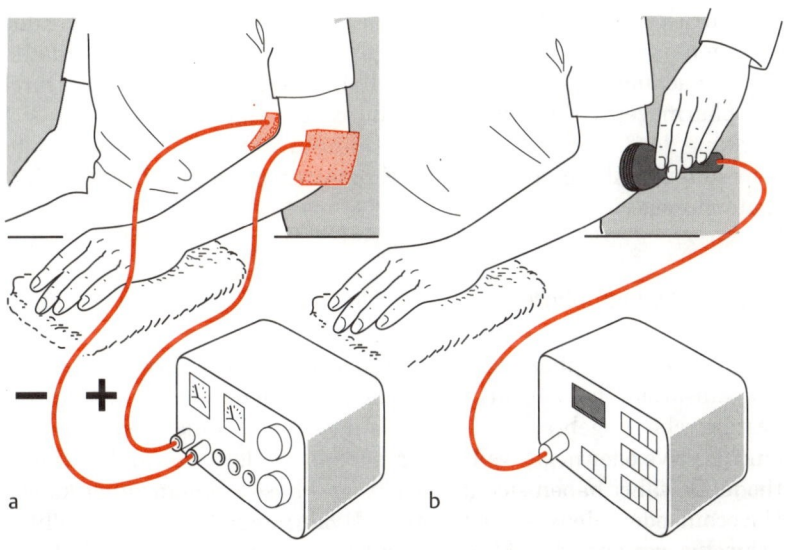

Abb. 18: a) Iontophorese
b) Ultraschalltherapie

Ultraschallschwingungen mittels einer Kopplungssubstanz (meistens ein farbloses Gel) auf den menschlichen Körper übertragen. Der Ultraschall führt zu einer »Mikromassage« des Gewebes, die Schallwellen werden an den Grenzflächen zwischen den verschiedenen Geweben (Haut, Unterhautgewebe, Muskel-Sehnen, Sehnen-Knochen) reflektiert und z. T. absorbiert. Der Ultraschall regt den Stoffwechsel an, erhöht die Regeneration und kann, je nach Dosis, zu einer Wärmeentwicklung führen. Da diese bei der akuten Entzündung möglichst gering bleiben soll, wird der Therapeut nur eine sehr niedrige Dosis (0,1–0,2 Watt) anwenden. Die neueren Geräte lassen eine sogenannte »Intervallbehandlung« zu, d. h. Ultraschallwellen werden nur während eines Teils der effektiven Beschallungszeit abgegeben. Damit wird eine ungewünschte Erwärmung des Gewebes vermieden. In der akuten Phase sollte die Behandlung möglichst jeden zweiten Tag erfolgen. Sie kann mit einer Eispackung vorbereitet werden. Oftmals lassen die Beschwerden nach 6–8 Anwendungen deutlich nach. Allerdings können auch zwölf oder mehr Ultraschallsitzungen erforderlich werden (Abb. 18).

Eine Sonderform der Ultraschalltherapie ist die *Ultraphonophorese*. Hinter diesem komplizierten Begriff verbirgt sich eine lokale medikamentöse Behandlung mit Hilfe des Ultraschalls. Anstelle des indifferenten Ultraschall-Kopplungsgels kann eine andere Substanz verwendet werden, in dem ein Medikament gelöst ist (z. B. Heparin, Antirheumatika wie Diclofenac und Indometacin). Die Schallwellen begünstigen den Durchtritt des pharmazeutischen Präparates durch die Haut und addieren sich zur Wirkung des Ultraschalls. Nebenwirkungen treten hierbei, mit Ausnahme sehr seltener Allergien, nicht auf. Eine Alternative zum Ultraschall ist die Iontophorese.

Die Iontophorese

Die Iontophorese ist eine Sonderform der Elektrotherapie (stabile Galvanisation), bei der Medikamente mit Hilfe des elektrischen Stroms in das Gewebe eingebracht werden. Je nachdem, ob die Medikamente eher eine positive oder negative Ladung haben, wandern sie zur Anode oder Kathode. Bewährt haben sich in der akuten Phase Lokalanästhetika wie z. B. Novocain oder Meaverin oder auch Hyaluronidase zur Behandlung von Schwellungszuständen. Mehr in den Bereich der chronischen Epikondylitis gehört die Verwendung von Kortison-Lösungen (Prednisolon), die in geringen Konzentrationen über die Haut aufgenommen werden können und an den Sehnenansätzen eine entzündungshemmende Wirkung entfalten. Im allgemeinen sind sechs bis zehn Behandlungen erforderlich, unter Umständen wird man die Behandlung über einen längeren Zeitraum fortsetzen oder mit anderen Verfahren kombinieren.

Neben der Iontophorese können auch Interferenz- und diadynamische Ströme empfohlen werden. Die Behandlung wirkt stoffwechselerhöhend, schmerzlindernd und ödemabbauend.

Massage, Querfriktion, Krankengymnastik

Die Massage dient der Stoffwechselanregung, der Durchblutungsförderung und der Entspannung der Muskulatur. Sie kommt vor allem bei Muskelverhärtungen im Bereich der Wirbelsäule zur Anwendung, hat jedoch auch bei der Behandlung der Epikondylitis ihren Platz. Bevorzugt wird die Querfriktion nach Cyriax. Es handelt sich um eine Spezialmassage, bei der der Physiotherapeut insbesondere auf die Sehnen- und Muskelansätze einwirkt und die umgebene Knochenhaut (das Periost) mitbehandelt. Eine weitere Sonderform ist die Stäbchenmassage, bei der die Sehnenansätze einer sehr intensiven Reizung durch ein gerundetes Holzstäbchen ausgesetzt werden. Die Stäbchenmassage ist schmerzhaft und wird vom Patienten als unangenehm empfunden. Unmittelbar danach und in der darauf-

2. Stufe: Ärztliche Diagnostik, Physiotherapie

folgenden Zeit tritt jedoch eine erhebliche Linderung der Beschwerden auf. Während Quer- und Stäbchenmassage bei der akuten Form der Epikondylitis mit Zurückhaltung angewendet werden sollten, sind die Erfolge im chronischen Stadium ermutigend. Ein Versuch ist immer gerechtfertigt.

Mit Hilfe der Krankengymnastik werden verkürzte und verkrampfte Muskeln gedehnt und entspannt. Sie verbessert die muskuläre Koordination und kräftigt die Armmuskulatur. Mit der Korrektur von Fehlhaltungen beugt die Gymnastik einem Rückfall vor.

Rezeptpflichtige Salben

Der Arzt wird Ihnen möglicherweise anstelle einer Heparin-Salbe eine wirksamere, antirheumatische Salbe oder ein Gel verordnen. Derartige Präparate wurden schon bei der Ultraphonophorese und Iontophorese genannt. Die lokal wirksamen Antirheumatika sind, mit Ausnahme gelegentlicher allergischer Reaktionen, für den Gesamtorganismus unschädlich. Sie entfalten ihre entzündungshemmende Funktion nur lokal. Häufig gehen die akuten Ellenbogenschmerzen bei Anwendung derartiger Zubereitungen schon nach wenigen Tagen zurück. Es handelt sich vor allem um Salben oder Gels, die Diclophenac, Indometacin oder Piroxicam enthalten (z. B. Voltaren Emulgel). Da sie rezeptpflichtig sind, erhalten Sie sie in der Apotheke nur nach Verordnung Ihres Arztes.

Epikondylitis-Spange und Epikondylitis-Bandage

Ein wertvolles Hilfsmittel zur Behandlung des Tennisellenbogens und des Golferarms sind die Epikondylitis-Spange und die -Bandage. Diese Hilfsmittel dienen nicht nur der Therapie der akuten Epikondylitis, sie unterstützen auch die Behandlung der chronischen Verlaufsform. Sie können sich den Wirkmechanismus wie folgt vorstellen:

Tennisellenbogen und Golferarm sind auf eine Überlastung der Sehnenansätze zurückzuführen. Die Hilfsmittel versuchen, den Zug auf die Sehnenansätze zu verringern, indem auf die vorgeschaltete Muskulatur Druck ausgeübt wird. Dies ist natürlich nur bis zu einem gewissen Grade möglich, da der Sehnenansatz beim festen Zupacken und dem Heben von Lasten weiter beansprucht wird. Andererseits zeigt die Erfahrung, daß derartige Hilfsmittel tatsächlich wirksam sind und ihren Platz in der Behandlung der Epikondylitis haben. Der Patient kann sich die Epikondylitis-Spange je nach Wunsch fester oder weniger fest anlegen und den Druck auf die Muskelansätze individuell dosieren. Dies wird vor allem von Tennisspielern und Handwerkern als angenehm empfunden.

Ähnlich ist der Wirkmechanismus der Epikondylitis-Bandagen. In ein textiles Gewebe sind Pelotten (ballenförmige Druckpolster) aus Silikon eingearbeitet, die beim Weiterbewegen eine leichte »äußere Massage« bewirken und so den Stoffwechsel erhöhen. Gleichzeitig werden die Sehnen und Muskeln einem gewissen Druck ausgesetzt (Abb. 19).

Es ist außerordentlich schwierig, die Wirksamkeit dieser Hilfsmittel wissenschaftlich nachzuweisen. Übereinstimmung besteht darin, daß Spange und Bandage den Träger daran erinnern, Ellenbogen und Hand vorsichtig einzusetzen und Überlastungen zu vermeiden. Ganz gleich, auf welche Weise die Hilfsmittel wirken, vielen Patienten haben sie geholfen, beschwerdefrei zu werden. Da sie keine unerwünschten Wirkungen haben, spricht nichts gegen ihre Anwendung.

2. Stufe: Ärztliche Diagnostik, Physiotherapie

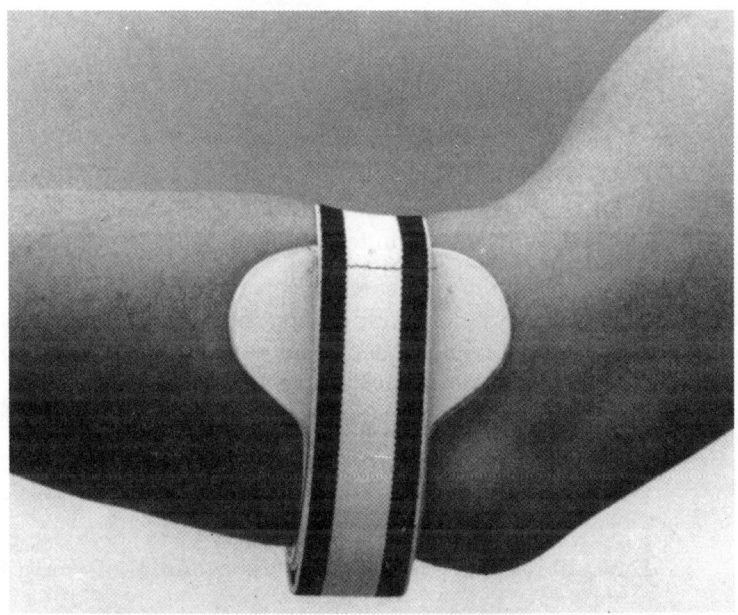

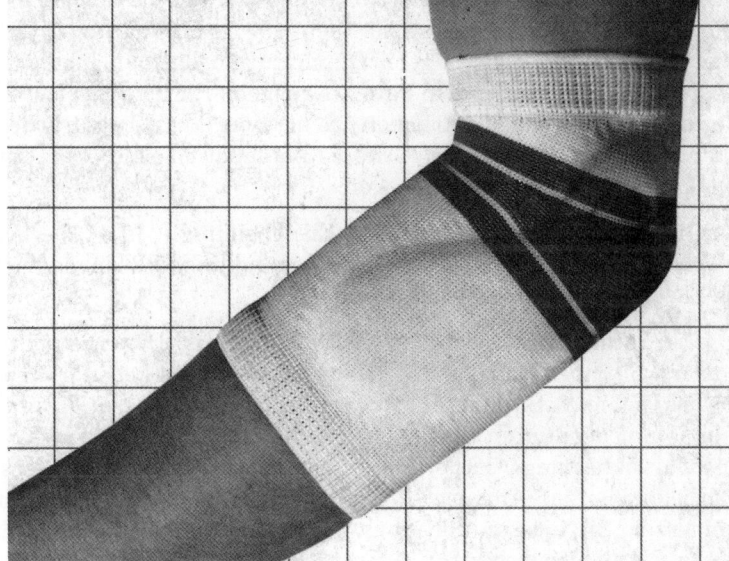

Abb. 19: a Epikondylitis-Spange
b Epikondylitis-Bandage (Epitrain)

Ein kleiner Exkurs: Therapie um jeden Preis?

Etwa ein Drittel bis die Hälfte aller akuten Sehnenreizungen am Ellenbogen sprechen auf die eben gerade vorgestellten Verfahren gut an. Eine weitere Behandlung ist nicht erforderlich. Nach 14 Tagen oder drei Wochen ist der Reizzustand abgeklungen. Es empfiehlt sich, für einige Zeit bei der auslösenden Bewegung, der Berufstätigkeit oder dem Sport vorsichtig zu sein, aber bleibende Folgen hinterläßt die Epikondylitis nicht.

Leider klingt die Sehnenansatzreizung in vielen Fällen nur verzögert ab, auch chronische Entzündungen sind relativ häufig. Doch keine Angst: jede Epikondylitis heilt aus; ob mit – ob ohne Therapie! Sofern tatsächlich nur eine Sehnenansatzreizung vorhanden ist, bleibt diese ohne negative Auswirkung auf die Funktion des Gelenkes. Deshalb gilt folgendes Prinzip als Richtlinie für alle Behandlungen:

Die Therapie der Epikondylitis ergibt sich ausschließlich aus den subjektiven Beschwerden.

Eine objektive Behandlungsnotwendigkeit besteht niemals!

Ich möchte Ihnen diese Aussage an einem Beispiel erläutern: Leidet eine Person an akuten Unterbauchbeschwerden, die sich auf den ganzen Leib ausdehnen, und diagnostiziert der Chirurg eine akute eitrige Entzündung des Blinddarms, bei dem ein Durchbruch in das Bauchfell unmittelbar bevorsteht, dann wird er dem Patienten sagen: »Sie müssen sich noch heute operieren lassen, sonst erkranken Sie an einer lebensgefährlichen Bauchfellentzündung. Ob Sie diese schwere Komplikation ohne Operation überleben, kann Ihnen kein Mensch sagen.«

Der Kranke hat keine freie Entscheidung. Will er überleben, muß er sich operieren lassen. Die ärztliche Behandlung ist zwingend notwendig. Ein Zögern hätte fatale – tödliche – Folgen.

Vergleichen Sie damit die Epikondylitis. Die Sehnenreizung ist schmerzhaft, aber harmlos. Sie gefährdet weder das Leben noch die Funktion des Gelenkes. Sie heilt immer aus. Deshalb ist das Grundprinzip bei der Behandlung der akuten und der chronischen Epikondylitis eine »therapeutische Zurückhaltung«. Ich erläutere dem Patienten immer dieses Prinzip und bekomme zur Antwort: »Ja, aber ich habe doch Schmerzen, starke Schmerzen, Sie müssen unbedingt etwas tun, damit die Beschwerden zurückgehen und ich wenigstens schmerzfrei werde.«

Als Arzt verstehe ich natürlich den Wunsch des Patienten. Ich versuche, ihm so gut wie es geht zu helfen, muß dabei aber die »Verhältnismäßigkeit der Mittel« im Auge behalten. Um es umgangssprachlich auszudrükken: »Ich werde nicht gleich mit Kanonen auf Spatzen schießen.« Beeinträchtigt allerdings die Epikondylitis die Lebensqualität, so werde ich mich trotz prinzipieller Zurückhaltung zu einer weitergehenden Therapie entschließen. Dies nur als kleine Anmerkung zu den nun folgenden Behandlungsmaßnahmen, die entweder weiter eingreifend oder längerwierig sind.

3. Stufe: »Erweiterte Intensivbehandlung«: Injektionen, antirheumatische Medikamente, Gipsruhigstellung, Röntgenbestrahlung, Stoßwellentherapie

Antirheumatische Medikamente

Antirheumatische Medikamente werden in zwei Gruppen eingeteilt. Man unterscheidet zwischen kortisonfreien und kortisonhaltigen Stoffen. Im folgenden Absatz soll nur von den kortisonfreien Präparaten die Rede sein (nichtsteroidale Antirheumatika, NSAR). Medikamente dieser Stoffgruppe wirken schmerzlindernd, entzündungshemmend und abschwellend. Auf dem Markt befindet sich eine Vielzahl unterschiedlicher Präparate, die sich durch ihre Stärke und die Dauer ihrer Wirksamkeit unterscheiden. Als schwaches Antirheumatikum kann das Aspirin (Acetylsalicylsäure) gelten. Ebenfalls relativ kurz wirksam ist Ibuprofen, das in einer Dosis bis zu 2400 mg pro Tag eingenommen werden kann. Eine weite Verbreitung haben Diclofenac (Voltaren) und Indometacin (Amuno) gefunden. Erwähnung finden sollte noch Piroxicam (Felden), bei dem die Einnahme einer einzigen Tablette pro Tag ausreichend ist (maximal 20 mg).

Die Antirheumatika führen zu einer raschen und guten Schmerzreduktion. Bei der akut-schmerzhaften Epikondylitis sind diese Medikamente eine große Hilfe für den Patienten. Allerdings vertragen nicht alle Menschen die Antirheumatika gleich gut. Um das Risiko von Nebenwirkungen möglichst gering zu halten, empfiehlt es sich, die Tabletten nach dem Essen einzunehmen. Einige Hersteller bieten wasserlösliche »Tabs« an. Die Tabs zerfallen in Wasser und können getrunken werden. Manchmal werden Zäpfchen besser vertragen. Ganz gleich, welche Zubereitungsform man wählt, entscheidend ist die Dosis der Medikamente und die Dauer ihrer Anwendung. Es gilt das Prinzip: So wenig und so kurz wie möglich, so viel wie nötig. Sie sollten auf eine ausreichende Flüssigkeitszufuhr achten.

Die gute Wirksamkeit ist gegen die möglichen Nebenwirkungen abzuwägen. Zu denken ist in erster Linie an Magenunverträglichkeiten, im ungünstigen Fall an die Entstehung eines Magengeschwürs, eine Leberschädigung, Schwindel oder auch Kopfschmerzen. Wenn derartige Beschwerden auftreten, ist das Präparat abzusetzen und der verordnende Arzt zu informieren.

3. Stufe: »Erweiterte Intensivbehandlung«

Tab. 2 Folgende Dosen dürfen nicht ohne Rücksprache mit dem Arzt überschritten werden[1]:

Indometacin 2400 mg
Indometacin 150 mg
Diclophenac 150 mg
Prioxicam 20 mg

[1] Wegen der unübersehbaren Vielzahl der Anbieter wurde darauf verzichtet, Handelsnamen anzugeben.

Injektionen

Da die Epikondylitis eine lokal begrenzte Gewebereizung ist, liegt es nahe, diese auch mit überwiegend örtlich wirksamen Medikamenten zu bekämpfen. Man kann eine kleine Nadel nehmen und das entsprechende Präparat direkt an den schmerzhaften Entzündungsherd spritzen. Dabei haben sich insbesondere Lokalanästhetika, die der Schmerzausschaltung dienen, oder Lokalanästhetika in Kombination mit Kortison-Präparaten bewährt (Abb. 20).

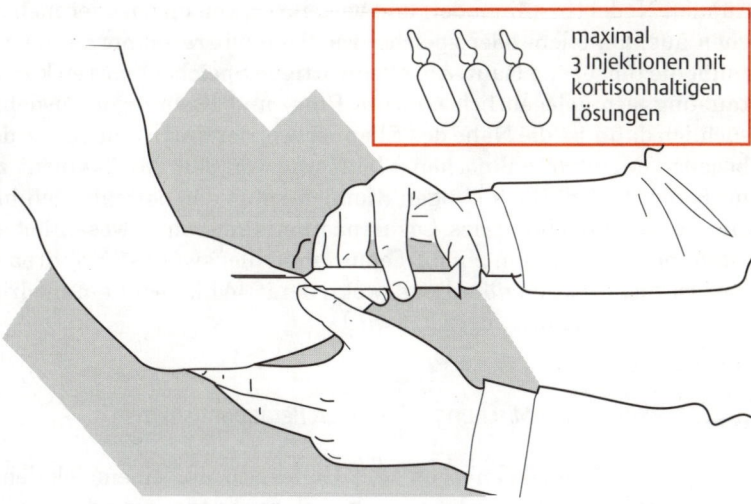

maximal 3 Injektionen mit kortisonhaltigen Lösungen

Abb. 20: Injektionen mit Lokalanästhetika – allein – oder in Mischung mit Kortisonpräparaten können die Reizung zum Abklingen bringen

Lokale Betäubungsmittel (Lokalanästhetika)

Sie kennen lokale Betäubungsmittel vom Zahnarzt. Gibt er eine Spritze, so vertaubt ein Teil des Mundes, die Präparation eines Zahnes oder chirurgische Eingriffe können schmerzfrei durchgeführt werden. Man macht sich die Wirkung der Lokalanästhetika bei der Behandlung der Epikondylitis zunutze. Die Schmerzen verschwinden bereits einige Minuten nach der Injektion, die Muskelspannung läßt nach und damit der Zug, der auf den Sehnen lastet. Obwohl diese Wirkung nur vorübergehend ist und nach einigen Stunden abklingt, hält die Schmerzlinderung oftmals an, sie kann die Wirksamkeit des Medikamentes überdauern. Die Ursache ist nicht bis ins letzte aufgeklärt: Vielleicht ist hierfür die Herabsetzung der Muskelspannung und die Durchbrechung des Teufelskreises »Schmerz – Verspannung – stärkere Muskelanspannung – Schmerz« verantwortlich. Möglicherweise spielen dabei auch psychologische Momente eine Rolle. Der Patient ist schlagartig von seinen Schmerzen befreit und schöpft hieraus Hoffnung für die Heilung – unbewußt stärkt er damit die eigenen Selbstheilungskräfte. Ich erlebe es immer wieder, daß Patienten nach fünf bis sechs Injektionen beschwerdefrei sind. Zur Unterstützung verordne ich eine physikalische Therapie.

Die Lokalanästhetika sind, sieht man von extrem seltenen Allergien ab, ohne Nebenwirkungen. Ich injiziere das Präparat mit einer sehr dünnen Nadel (Insulinnadel) und verteile es, von einem oder mehreren Stichen aus, am ellen- oder speichenwärtigen Oberarmknorren. Danach vertaubt die umgebene Haut. Am ellenwärtigen Speichenknorren kann die Vertaubung sich gelegentlich bis zum Ring- und Kleinfinger ausdehnen. Ursächlich dafür ist die Nähe des Ellennerven, der durch eine Rinne des Ellenbogens (»Musikantenknochen«) läuft und von dem Medikament zeitweise mitbetäubt wird. Nach einigen Stunden kehrt das normale Gefühl zurück. Da die Verabreichung des Lokalanästhetikums ohne wesentliches Risiko ist, handelt es sich um ein durchaus empfehlenswertes Verfahren. Wirksamer ist die Injektion allerdings, wenn dem Medikament ein niedrig dosiertes Kortisonpräparat zugesetzt wird.

Kortison in Mischung mit lokalen Betäubungsmitteln

Da Tennisellenbogen und Golferarm auf einem lokalen Reizzustand beruhen, ist man relativ rasch nach der Entdeckung des Kortisons auf den Gedanken gekommen, dieses Präparat auch hierbei einzusetzen. Der Erfolg gab dieser Überlegung recht. Zwar verschlimmerten sich die Beschwerden anfangs, aber nach wenigen Tagen trat eine Besserung, oftmals sogar Beschwerdefreiheit, ein. Heute stehen Kortisonlösungen in kristalliner Form zur Verfügung, die bei richtiger Zubereitung eine hohe Wirksamkeit bei denkbar geringen Nebenwirkungen entfalten. Während ich bei der akuten Epikondylitis im allgemeinen auf die Kühlung und die Wirkung physikalischer Verfahren vertraue und von einer Injektion absehe, empfehle ich bei der chronischen Form eine ein- bis dreimalige Kortisonspritze, wenn die physikalische Therapie ohne Erfolg geblieben ist und die Beschwerden von dem Patienten als quälend empfunden werden.

Kortison ist ein körpereigenes Hormon, das von der Nebennierenrinde gebildet wird. Es ist lebensnotwendig. Den Einsatz bei der Behandlung rheumatischer Veränderungen und Sehnenansatzreizungen verdankt das Kortison seiner starken entzündungshemmenden Wirkung. Es »dichtet« die feinsten Blutgefäße, die Kapillaren, ab, reduziert das Ödem, hemmt die Ablagerung von Stoffwechsel- und Entzündungsprodukten im Gewebe und beeinflußt zelluläre Abwehrmechanismen des Körpers, es unterdrückt das Einwandern von weißen Blutkörperchen in den Entzündungsherd. Gleichzeitig wird die Bildung von Schmerzstoffen unterdrückt.

An den entzündungshemmenden Wirkungen des Kortisons bestehen keine Zweifel, allerdings kann das Kortison bei konzentrierter oder wiederholter Anwendung das Gewebe schädigen. Betroffen sind vor allem das Unterhautfettgewebe und die Haut direkt über dem Ellenbogen. Wenn Fettzellen absterben, sinkt die Haut über dem Ellenbogen etwas ein. Wird häufiger Kortison gespritzt, können sich über dem Ellenbogen kleine Blutgefäße ausbilden, die kosmetisch stören. Allerdings sind diese Nebenwirkungen selten, man kann sie durch geeignete Vorsichtsmaßnahmen (maximal drei Injektionen) fast immer vermeiden. Risikoärmer und fast schmerzfrei ist die Injektion, wenn man das Medikament mit 5 ml eines Lokalanästhetikums (z. B. Meaverin oder Carbostesin) mischt und damit die Konzentration im Gewebe herabsetzt. Die Spritze tut nicht mehr weh als eine intramuskuläre Injektion, z. B. in das Gesäß. Betäubt man zudem vorher noch die Haut durch Einspritzung einer kleinen Dosis eines ungemischten Lokalanästhetikums, dann ist die eigentliche Spritze praktisch schmerzfrei. Manche Patienten haben schlechte Erfahrungen mit einer Kortisonspritze gemacht, die Injektion war sehr schmerzhaft, die Beschwerden hielten für ein bis zwei Tage an. In diesem Fall wurde das Medikament unverdünnt ohne ein lokales Betäubungsmittel gespritzt. Ich habe derartige Reaktionen bei meinem Vorgehen nie gesehen. Der Patient empfindet die Verabreichung des Gemisches als angenehm, da die Schmerzen im Ellenbogen nach wenigen Minuten verschwinden. Die Sofortwirkung des Lokalanästhetikums wird nach einigen Stunden durch das in Lösung gehende Kortison abgelöst, das nun direkt in den Entzündungsprozeß eingreift. Im Idealfall ist der Patient nach zwei bis drei Tagen vollständig beschwerdefrei. Dieser überraschende Erfolg darf nun nicht zur Übermütigkeit verführen. War das Tennisspielen der Auslöser, dann sollte noch für zehn bis vierzehn Tage gewartet werden, das gleiche gilt für anstrengende hauswirtschaftliche oder handwerkliche Tätigkeiten. Ein Rückschlag ist allemal ungünstig und verschlechtert die Aussichten für eine rasche Heilung.

Konnte ich nur einen Teilerfolg erzielen, das heißt, sind die Schmerzen gelindert, aber noch vorhanden, dann nehme ich gelegentlich eine zweite oder dritte Injektion in größerem Abstand vor. Mit der dritten Spritze habe ich allerdings die mir selbst gesetzte Grenze erreicht, da weitere Injektionen die Gefahr möglicher Gewebeschäden vergrößern würden.

Patienten fragen mich sehr häufig, ob mit der Gabe des Kortisons allgemeine Nebenwirkungen verbunden sind. Kortison ist für eine Reihe von ernsten Erkrankungen, zum Beispiel der Lunge, des Darmes oder des entzündlichen Gelenkrheumas, ein unverzichtbares Medikament. Die unerwünschten Begleiterscheinungen des Kortisons sind in der Öffentlichkeit gut bekannt. Bei chronisch kranken Menschen, die eine höhere Dosis (über 7,5 mg pro Tag) nehmen müssen, sind Nebenwirkungen unausbleiblich. Zu erwähnen sind die Gewichtszunahme und Wassereinlagerungen, die Veränderung der Körperform, das »Mondgesicht«, die Verdünnung der Haut mit oberflächlichen Blutungen und die gefürchtete Knochenentkalkung, die Osteoporose. Aber ich kann Sie beruhigen: alle diese Nebenwirkungen treten nur bei einer Langzeiteinnahme oder -verabreichung des Kortisons auf. Eine ein- bis dreimalige Injektion von fünf bis zehn Milligramm Prednisolon ist für den Gesamtorganismus unschädlich.

Noch einmal: Die längerfristige physikalische Therapie

Für die chronische Epikondylitis steht nicht nur die Kortisoninjektion zur Verfügung, auch physikalische Verfahren haben bei der verzögerten Heilung ihren Platz. Zum einen kann es sinnvoll sein, die Ultraschallbehandlung oder Iontophorese für einen längeren Zeitraum (20–30 Anwendungen) fortzusetzen. Andererseits kann ein Nichtansprechen der Therapie auch Anlaß sein, das Verfahren zu wechseln.

Wärmetherapie

Ist die akute Entzündung eine Domäne der Kälte, bei der abschwellende und entzündungshemmende Wirkungen im Vordergrund stehen, so spricht die chronische Epikondylitis zum Teil auf die durchblutungsfördernde Wärme besser an. Zu nennen sind Rotlicht- oder Kurzwellenbestrahlungen und Fangopackungen. Man kann die Wärmetherapie leicht zu Hause durchführen, jede Apotheke hält unterschiedliche Wärmepackungen bereit. Besonders geeignet ist ein Granulat, das sich in der Mikrowelle aufheizen läßt und die Wärme einen längeren Zeitraum hält (z. B. Vulkano-pak-pino).

Transkutane elektrische Nervenstimulation (TENS)

Bei der chronischen Epikondylitis lohnt ein Versuch mit der transkutanen elektrischen Nervenstimulation (TENS). Die Behandlung wird vom Patienten selbst durchgeführt. Zwei kleine Elektroden werden auf der Haut plaziert. Zwischen ihnen fließt ein schwacher Strom, der die Empfindlichkeit der in den Ellenbogen ziehenden Nerven herabsetzen soll. Die Elektroden werden über ein kleines, batteriebetriebenes »TENS-Gerät« gespeist und können täglich mehrere Stunden getragen werden. Es ist nebenwirkungsfrei und bietet bei chronischen Schmerzen eine gute Alternative zu eingreifenden Behandlungen.

Die Gipsruhigstellung

Da die Ursache der Epikondylitis in einer Überlastung liegt, kann es sinnvoll sein, die Sehnen und Muskeln für einen längeren Zeitpunkt ruhigzustellen. Am einfachsten ist dies im Oberarmgips möglich. Um einen ausreichenden Effekt zu erzielen, müssen die Finger eingeschlossen werden. Im allgemeinen läßt man den Gips für 3 Wochen. Einem Teil der Patienten hilft diese Behandlung, bei etwa ⅓ führt sie zum vollständigen Abklingen. Ich selbst bin im Hinblick auf die Gipsruhigstellung sehr zurückhaltend: Zum einen erschlafft die Muskulatur des Ober- und Unterarms; das Risiko einer krankhaften Knochenentkalkung (Sudecksche Krankheit, Algodystrophie) oder einer Thrombose ist zwar gering, jedoch nicht von der Hand zu weisen. Zum anderen kann man mit einem Oberarmgips nur in den seltensten Fällen arbeiten, die Therapie ist mit einer mehrwöchigen »Krankschreibung« verbunden, obwohl der Patient ansonsten gesund ist. Ich wende den Gipsverband nur an, wenn ein operativer Eingriff, bei dem die Erfolgsquote wesentlich höher und die Ausheilungszeit etwa gleich ist, wegen erhöhter Risikofaktoren nicht in Frage kommt. Ich möchte meine persönliche Meinung allerdings nicht als allgemeingültig hinstellen, manche Kollegen sind überzeugte Anhänger des Gipsverbandes und berichten von guten Erfolgen.

Röntgen-Entzündungsbestrahlung

Zur »erweiterten Intensivbehandlung« gehört ein weiteres, weniger bekanntes Verfahren, das in chronischen Fällen der Epikondylitis gute Dienste erweist: Die Röntgen-Entzündungsbestrahlung.

Die genaue Wirkung der Röntgenbestrahlung bei der Epikondylitis ist unbekannt. Man nimmt an, daß die Röntgenstrahlen den Gewebestoffwechsel verändern und aktivieren. Der pH-Wert verschiebt sich ins Alkalische, Schmerzen werden gelindert. Die Röntgenstrahlen zerstören Entzündungszellen, ein eventuell vorhandenes Ödem klingt ab.

Die Strahlenbelastung ist deutlich höher als bei der konventionellen Röntgendiagnostik, jedoch geringer als bei einer Tumorbestrahlung. Die Einzeldosen liegen bei 20–100 rd, im allgemeinen wird eine Serie von 6–12 Bestrahlungen erforderlich.

Die Röntgen-Entzündungsbestrahlung ist ein »Mittel der 2. Wahl« und kommt nur dann zur Anwendung, wenn die anderen nichtoperativen Verfahren erfolglos geblieben sind. Relevante Nebenwirkungen sind bei isolierter Bestrahlung des Ellenbogens nicht zu erwarten; um möglichen Schäden der Keimzellen vorzubeugen, wird ihre Anwendung nur bei Personen empfohlen, bei denen kein Kinderwunsch mehr besteht.

Stoßwellentherapie

Im experimentellen Stadium befindet sich die Stoßwellentherapie. Sie wurde ursprünglich ausschließlich zur Zerstörung von Nieren- und Gallensteinen angewandt. Impuls- und genau zu steuernde Schallwellen werden hierbei auf den Stein gerichtet, die dabei entstehenden Erschütterungen zerlegen ihn in viele kleine Fragmente. Mit dem Urin oder der Gallenflüssigkeit wird der nun entstehende »Gries« auf natürlichem Wege ausgeschieden. Später wurde die Stoßwellentherapie an der Schulter zur Zerstörung von Kalkeinlagerungen in Schleimbeuteln eingesetzt. Nachdem hier vielfach Erfolge erzielt werden konnten, wendet man es bei anderen nichtinfektiösen Reizzuständen im Bereich der Weichteile, u. a. beim Tennisellenbogen, an. Die wenigen Erfahrungen, die bisher vorliegen, sind positiv. Allerdings schildern die Patienten die Stoßwellentherapie als unangenehm. Der Druck der Stoßwellen wird als laut, hämmernd und schmerzhaft empfunden. Zumindest der Schmerz läßt sich durch eine vorherige Lokalanästhesie ausschalten. Da noch keine Langzeitergebnisse vorliegen, bleibt es abzuwarten, ob die Stoßwellentherapie ein Verfahren ist, das uns hilft, die Epikondylitis rascher auszuheilen.

4. Stufe: Operative Therapie

Trotz Schonung, intensiver Physiotherapie und mehreren Spritzen heilt nicht jede chronische Epikondylitis aus. Die Schmerzen halten an, der Tagesablauf beginnt schon mit Beschwerden beim Zähneputzen oder dem Anziehen und Zuknöpfen der Hose, beim Kaffeetrinken fällt fast die Tasse aus der Hand, selbst das Schreiben kann zur Qual werden.

Obwohl ich der operativen Behandlung des Tennisellenbogens und Golferarms zurückhaltend gegenüberstehe, empfehle ich die Operation nach einer erfolglosen Therapie von mehr als sechs Monaten. Es muß sich aber um einen eindeutigen und lokalen Überlastungsschaden handeln. Bestehen an allen Muskel- und Sehnenansätzen des Körpers Schmerzen – man hat hierfür den Begriff »Weichteilrheuma« geprägt –, wäre die Operation ein Fehler, da die Ursache nicht in einer lokalen Reizung zu suchen ist und die Beschwerden mit hoher Wahrscheinlichkeit nicht zurückgehen würden. Dagegen ist der Erfolg der operativen Behandlung bei der isolierten Epikondylitis gut. In regionaler Betäubung des Armes, manchmal auch in lokaler Betäubung oder in Vollnarkose, wird ein 4–5 cm langer Hautschnitt über dem ellen- oder speichenwärtigen Oberarmknorren gemacht. Sobald der Operateur die Haut durchtrennt, erkennt er den Sehnenspiegel. Dieser wird mit dem Skalpell abgelöst und bis zum Ansatz der Sehnenfasern freipräpariert. Jede Sehnenfaser wird durchtrennt, die darunterliegende Gelenkkapsel bleibt jedoch geschlossen. Auch die letzten verbliebenen Sehnenreste werden vom Knochen abgeschabt. Die Nerven, die in den schmerzenden Bereich ziehen, werden aufgesucht und ausgeschaltet, um einen Rückfall zu vermeiden (Denervierung). Nach einer sorgfältigen Blutstillung wird die Wunde verschlossen. Die Sehnen werden nicht mit dem Knochen vernäht. Der Körper hat nun die Aufgabe, die abgetrennten Sehnenansätze erneut mit dem Knochen zu verbinden. In den kleinen Bluterguß zwischen Sehne und Knochen wandern Zellen ein, die der Reparatur und dem Wiederaufbau des Gewebes dienen (Fibroblasten). Sie heften die Sehne wieder an den Knochen. Das dabei entstehende Narbengewebe gibt den Handmuskeln die Festigkeit, die sie für ihre Aufgabe benötigen. Eine wesentliche Kraftabschwächung verbleibt nicht. Da der Knochen von feinsten Nervenästchen befreit wurde, kann der Heilungsvorgang ohne größere Schmerzen vor sich gehen. Selbst wenn später eine Reizung des Ellenbogens eintritt, wird dieser nicht gleich an die höheren Nervenzentren gemeldet. Dadurch wird einer Chronifizierung vorgebeugt. Die zur Heilung erforderliche Schonung des Armes begünstigt ebenfalls das vollständige Abklingen der Beschwerden (Abb. 21).

4. Stufe: Operative Therapie

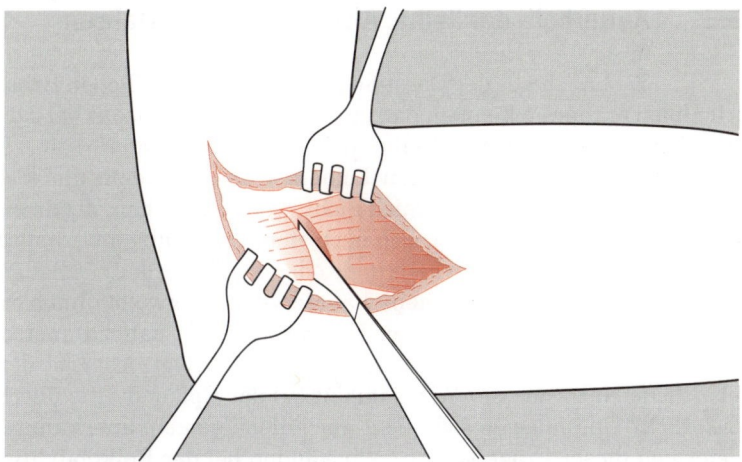

Abb. 21: Bei der Hohmannschen Einkerbung werden die Sehnenansätze abgetrennt und der schmerzhafte Bereich »denerviert«

Es gibt verschiedene Operationstechniken, deren Ergebnisse sich nur graduell unterscheiden. Nach ca. drei bis sechs Monaten sind die Schmerzen verschwunden. Etwa die Hälfte aller Operierten bleibt langfristig beschwerdefrei. Bei einem weiteren Viertel ist das Ergebnis gut, das heißt, nur bei schweren Arbeiten treten gelegentlich Schmerzen auf. Ein schlechtes Ergebnis ist bei etwa jedem zehnten Patienten zu erwarten; diesen bringt der Eingriff keine Linderung. Langzeitstudien ergeben, daß gut 80% aller Operierten den betroffenen Arm nach einiger Zeit wieder normal gebrauchen. Da der Eingriff relativ klein ist und keine wesentlichen Komplikationen zu erwarten sind, sollte er nicht erst nach einer mehrjährigen Krankengeschichte durchgeführt werden.

Die Operation wird als »Hohmannsche Einkerbung« nach dem Frankfurter und Münchner Orthopäden Georg Hohmann benannt, der den Eingriff erstmalig 1927 beschrieb.

Außerhalb der Reihe: Alternative Heilverfahren

Sie haben aus der Darstellung der unterschiedlichen Behandlungsprinzipien erkennen können, daß es den »Stein der Weisen« bei der Behandlung der Epikondylitis nicht gibt. Mancher Patient findet »seine Therapie« erst während eines jahrelangen Leidensweges, nachdem die »Schulmedizin« versagt hat. Es wundert mich nicht, wenn Menschen, die an einer chronischen Epikondylitis leiden, sich nach einer Linderung innerhalb der alternativen Medizin, der Naturheilkunde oder der Esoterik umschauen. Aus ihrer Sicht trifft der Satz »Wer heilt, hat recht« zu. Wer wollte ihnen widersprechen. Das Spektrum alternativer Heilverfahren ist nahezu unerschöpflich, der Wert nur in Einzelfällen wissenschaftlich belegt. Aber ist der wissenschaftliche Nachweis der Wirksamkeit bei der Epikondylitis überhaupt erforderlich? Und müssen sich nicht auch die allgemein anerkannten Therapieformen dieser Frage stellen? Wir können bei der Epikondylitis niemals sagen, ob die dauernde Besserung wegen der Behandlung erfolgt. Vielleicht handelte es sich nur um ein Zusammentreffen des natürlichen Heilvorganges mit der Behandlung, sei sie »konventionell« oder »alternativ«. Diese Aussage gilt natürlich nicht nur für die Epikondylitis. Ist unser Schnupfen besser geworden, weil wir die Nasentropfen benutzt haben? Ließen die Kopfschmerzen nach, weil wir das Aspirin einnahmen oder wären Kopfschmerz und Schnupfen nicht von alleine verschwunden?

Solange alternative Heilverfahren den Patienten nicht schädigen, sehe ich durchaus ihren Platz in der Behandlung der Epikondylitis.

Homöopathie

Der Begründer der Homöopathie, SAMUEL HAHNEMANN (1777–1843), entwickelte eine Therapie, die auf dem Grundsatz »Similia similibus« beruht. In freier Übersetzung bedeutet dies, daß Medikamente zur Anwendung kommen, die der Krankheit nahestehen (»Ähnliches durch Ähnliches behandeln«). Er empfahl unterschiedliche Heilmittel in verschiedenen Verdünnungen (Potenzierungen), die die Störungen der Lebenskraft beseitigen und Krankheiten heilen sollten. Die Konzentration der Wirkstoffe homöopathischer Medikamente ist so gering, daß es nicht möglich ist, ihre Wirkung naturwissenschaftlich nachzuweisen.

Auf den ersten Blick erscheint es nicht einsichtig, wie der akute oder chronische Ellenbogenschmerz durch die Einnahme von Tropfen oder Tabletten mit Wirksubstanzen in molekularer Verteilung geheilt werden können. Ich selbst mußte mich eines Besseren belehren lassen, als ich einen medizinischen Hochschullehrer, der mit den verschiedenen Therapien auf das beste vertraut war, über Monate erfolglos behandelt hatte. Enttäuscht brach er die Behandlung ab. Ein halbes Jahr später traf ich ihn außerhalb der Praxis wieder und erkundigte mich nach seinem Befinden. Er berichtete mir freudig, daß er völlig beschwerdefrei sei. Er habe sich nach unserem Mißerfolg an einen Homöopathen gewandt, dieser habe ihn innerhalb weniger Wochen mit verschiedenen Tropfen vollständig geheilt. Leider vergaß er, um welche Wirkstoffe es sich handelte. Aber vielleicht war die Persönlichkeit des Homöopathen wichtiger als die Substanz.

Soweit zur Homöopathie: Warum sollte ein Versuch nicht gerechtfertigt sein?

Akupunktur

Akupunktur ist ein Verfahren der traditionellen chinesischen Medizin, das bereits vor vielen tausend Jahren entstand. Nach Auffassung der chinesischen Medizin beruht Krankheit auf einer Störung des harmonischen Fließens der Lebensenergie. Sie ist Ausdruck einer Überfülle oder einer Schwäche dieser Energie in den Organen oder im Verlauf von Hautlinien, der sogenannten »Meridiane«. Es ist bewiesen, daß sich mit der Akupunktur Schmerzen unterdrücken lassen. Im Rückenmark werden Schmerzempfindungen, die durch das Stechen der Akupunkturnadel entstehen, gehemmt. Die Akupunktur erregt zugleich diejenigen Teile des Gehirns, die zu einer Endorphin-Ausschüttung führt. Endorphine sind Eiweißkörper, die das Schmerzempfinden regulieren.

Ich habe mehrfach Patienten an eine gut ausgebildete Akupunkteurin überwiesen. Alle berichteten über eine Linderung, bei einigen verschwanden die Schmerzen vollständig. Entscheidend für den Erfolg ist die Technik und Persönlichkeit des Akupunkteurs. Allgemeine Richtlinien können an dieser Stelle nicht gegeben werden. Fragen Sie am besten Ihren Hausarzt oder Orthopäden, vielleicht können Ihnen auch Freunde und Bekannte von guten Erfahrungen berichten und Ihnen einen Akupunkteur empfehlen.

Das Schröpfen

Sie kennen den Begriff des »Schröpfens« oder »Geschröpftwerdens« wahrscheinlich eher im übertragenen Sinne. Jemand hat Pech gehabt, ist in finanziellen Dingen »übers Ohr gehauen worden«, er ist »geschröpft« worden. Der Gebrauch des Wortes deutet bereits darauf hin, daß etwas »entzogen« wurde. Dies ist auch der Sinn des Schröpfens, eines Verfahrens, das in vielen Hochkulturen, z. B. der Mesopotamier, Griechen und auch Inder, seinen Platz gehabt hat und heute noch bei Naturvölkern zu finden ist. Das Schröpfen beruht auf einer örtlichen Blutableitung, indem ein Schröpfkopf, ein Gefäß, dem Luft entzogen wurde, auf die Haut gesetzt wird. Das (Teil-)Vakuum saugt die Haut an, es entsteht ein Bluterguß. Im Anschluß an das Schröpfen steigt die Durchblutung, eine wirksame Hilfe für verspannte und von Sauerstoff unterversorgte Muskulatur. Wurden zuvor die feinen Schmerzfasern durch Überlastung des Gewebes und Sauerstoffmangel beeinträchtigt, so erhalten sie nun neue Impulse. Der verbesserte Stoffwechsel begünstigt die körpereigenen Heilungsvorgänge.

Nach dem Schröpfen soll noch von einem weiteren Verfahren berichtet werden, das ebenfalls auf eine jahrtausendealte Geschichte zurückblicken kann, die Derivation.

Derivation

Bei der Derivation handelt es sich um ein Verfahren, bei dem sich naturwissenschaftlich nachweisbare Wirkungen mit magischen Vorstellungen kombinieren. In alten Kulturen wurde Krankheit auf dämonische Einflüsse zurückgeführt. In unserer Sprache spiegelt sich diese Anschauung noch in Ansätzen wider. Wir sprechen davon, daß man »von einer Krankheit befallen« wird, ein anderes Beispiel ist der »Hexenschuß«. Wenn Krankheit durch das Eindringen von bösen Geistern entsteht, die dabei Funktionsstörungen und Schmerzen hervorrufen, dann muß es möglich sein, diese Erkrankung wieder »herauszusaugen«. Noch heute ist das Aussaugen eines bösen Geistes oder einer Krankheit durch Schamanen ein übliches traditionelles Verfahren bei Naturvölkern. Bei der Derivation wird die Krankheit nicht durch einen Schamanen »herausgesaugt«, sondern durch hautreizende oder durchblutungssteigernde Mittel aus dem Pflanzen- und Tierreich erreicht. Bekannt ist das sogenannte Kanthariden-Pflaster, das etwa 12–18 Stunden aufgebracht wird und eine Blase, ähnlich die einer Brandblase, entstehen läßt. Die Haut wird also willkürlich geschädigt, Lymphe fließt ab, anschließend entsteht eine Entzündungsreaktion.

Die Reizung lindert den auslösenden Schmerz. Das umgebene Gewebe ist längere Zeit überwärmt, der Körper repariert den Schaden durch einen erhöhten Stoffwechsel. Man geht heute davon aus, daß Schmerzmediatoren durch die Lymphe abgeführt werden. Obwohl uns die Derivation nicht so geläufig wie die Akupunktur ist, hat sie einen Platz in der modernen Schmerztherapie.

Für alle alternativen Verfahren gilt, daß Sie sich vorher ausreichend informieren, um keinem »Scharlatan« in die Hände zu fallen. Sie sollten in jedem Fall eine Aufklärung über die Risiken verlangen.

Die Nachbehandlung der Epikondylitis

Ist der akute Ellenbogenschmerz abgeklungen, ist die chronische Epikondylitis endlich ausgeheilt, dann kann die normale Tätigkeit oder der Sport wieder nach und nach aufgenommen werden. In der Anfangsphase sind unter allen Umständen außergewöhnliche Belastungen und häufig wiederkehrende, statische Beanspruchungen der Hand und des Unterarms zu vermeiden. Es wäre ein schlechtes Omen, wenn eine Hausfrau, deren Epikondylitis auf den Frühjahrsputz zurückzuführen ist, bereits wenige Tage nach einer Kortisoninjektion beginnen würde, sämtliche Fenster des Hauses zu reinigen. Das gleiche gilt für einen Tennisanfänger, der sich bei einem Turnier die Sehnenansätze überlastete und nun nichts Eiligeres zu tun hat, als sich für den nächsten Wettkampf anzumelden. Nachdem der Ellenbogenschmerz abgeklungen ist, geht es noch einmal darum, sich zu vergegenwärtigen, wodurch die Erkrankung ausgelöst wurde:

Vermeiden Sie die auslösende Bewegung oder Beanspruchung. Entstand die Sehnenreizung beim Tennisspiel oder beim Golfen, dann sprechen Sie mit Ihrem Trainer und überprüfen Technik und Material. Vielleicht schützen Sie einige Trainerstunden vor einem Rückfall. Das Geld hierfür ist in jedem Fall gut angelegt. Es ist leichtsinnig, den Sport unvorbereitet wieder aufzunehmen. Gerade bei Sportlern hat sich ein allgemeines Konditionstraining zur Prophylaxe des Tennisellenbogens bewährt. Je besser die allgemeine Leistungsfähigkeit, um so günstiger sind die Voraussetzungen, daß der Körper lokale Belastungen schadlos verkraften kann. Welchen Sport Sie dabei wählen, ist gar nicht entscheidend. Es mag der Dauerlauf sein, das Schwimmen oder Radfahren, vorsichtiges Arbeiten mit Gewichten kräftigt die Muskulatur von Schultern und Oberarmen. Sie sollten darauf achten, ob möglicherweise Bewegungseinschränkungen der Halswirbelsäule oder der Schulter zu einer veränderten Beanspruchung des Armes führen. Es ist z. B. möglich, daß bei einer Einschränkung der Drehfähigkeit der Schulter eine Ausgleichsbewegung im Unterarm und Handgelenk ausgeführt wird, um die Funktionsbeeinträchtigung zu kompensieren. Stellen Sie, Ihr Trainer oder Ihr behandelnder Arzt eine derartige Einschränkung fest, dann ist eine Krankengymnastik angezeigt, um die blockierten Gelenke oder die Halswirbelsäule zu mobilisieren und die Muskulatur zu kräftigen. Die Voraussetzungen für eine beschwerdefreie Wiederaufnahme Ihres Sports werden besser. Sinnvoll ist in jedem Fall eine Kräftigung der Rücken- und Bauchmuskulatur. Von den Muskeln hängt die Stabilität der Wirbelsäule ab, schließlich sind an ihr Schulter und Arm »aufgehängt«. Während der Rekonvaleszenz schadet es nichts, für einige Wochen auf eine andere Ihnen naheliegende Sportart auszuweichen. Sie erhalten sich damit Ihre Kondi-

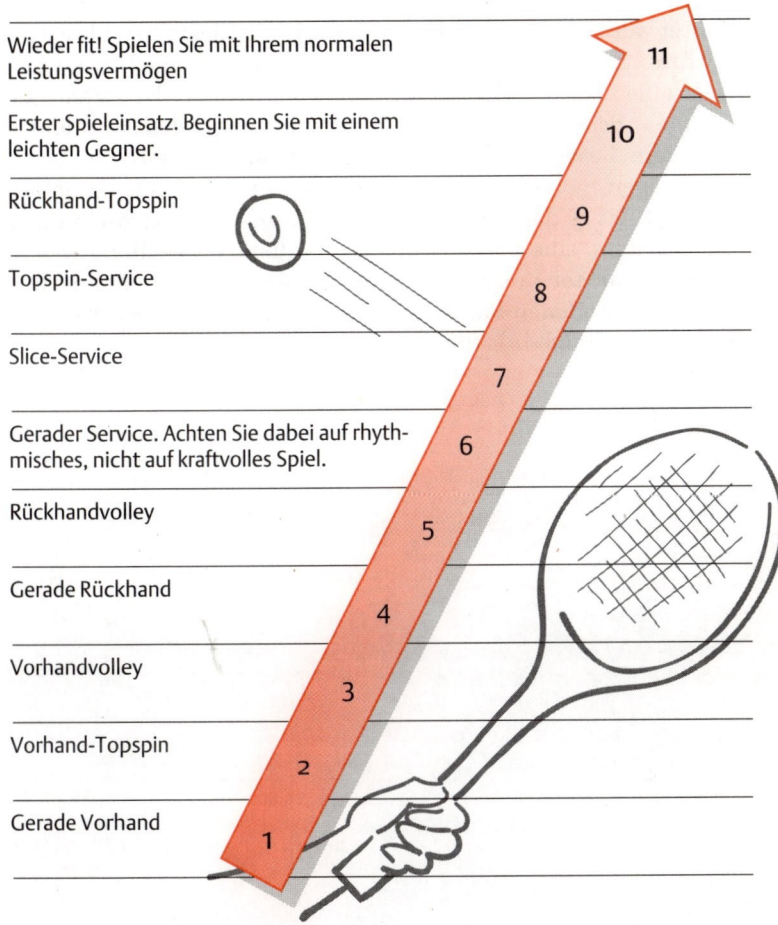

Abb. 22: Steigern Sie Ihre Belastung beim Tennis langsam. Bekommen Sie erneut Beschwerden, dann pausieren Sie und beginnen vorsichtig erneut das Training

tion und die Freude an der körperlichen Bewegung, gleichzeitig vermeiden Sie eine frühzeitige Überlastung des Ellenbogens.

Der englische Olympiateilnehmer und Arzt Dr. MALCOLM READ entwickelte ein Aufbautraining für Tennisspieler, die an einer Epikondylitis litten (Abb. 22).

Schwieriger ist die Situation, wenn die Sehnenansatzreizung bei einer beruflichen Tätigkeit entstand und die auslösende Bewegung nicht ausgeschaltet werden kann. Ich denke hier z. B. an Elektriker, die sehr viel mit dem Schraubenzieher arbeiten müssen. Dem Rat, einige Monate zu pausieren oder eine andere Tätigkeit auszuführen, wird der Betroffene kaum folgen können. Schließlich muß der Lohn oder das Gehalt verdient werden. Aber auch in diesem Fall gibt es keinen Grund, die Flinte ins Korn zu werfen: Überlegen Sie, welche Änderung der Arbeitstechnik Ihnen Erleichterung bringt. Ist es das Schrauben, dann kann ein Elektroschraubenzieher Abhilfe schaffen, eine Veränderung der Griffstärke, beidhändiges Arbeiten oder ein verstärkter Einsatz des gesunden Armes. In Ausnahmefällen wird man einem betroffenen Patienten auch zu einem Berufswechsel raten (siehe Seite 87, Epikondylitis und Beruf).

Welche anderen Ursachen können Ellenbogenschmerzen haben?

Auch wenn die Sehnenansatzreizung die häufigste Ursache für Ellenbogenschmerzen ist, so können auch andere Erkrankungen zu Beschwerden des Ellenbogens führen.

Schleimbeutelentzündung (Bursitis)

Um die Verschieblichkeit der Haut gegenüber dem Knochen zu gewährleisten, befinden sich an unserem Körper überall dort, wo Knochenvorsprünge tastbar sind, kleine Schleimbeutel. Die Haut kann sich fast widerstandslos über dem Knochen verschieben. Die bekanntesten Schleimbeutel befinden sich vor dem Kniegelenk (vorderer Schienbeinkopf und Kniescheibe) und dem Ellenbogen. Wir bemerken den Schleimbeutel erst, wenn er krankhaft verändert ist. Durch ein längeres Aufstützen auf den Ellenbogen oder eine Prellung kann der Schleimbeutel geschädigt werden. Wird dabei ein Blutgefäß verletzt, so blutet es in den Schleimbeutel hinein, er schwillt an und ist leicht zu ertasten. Hat allein der Druck des Ellenbogens beim Abstützen auf einer harten Oberfläche zur Schädigung geführt, so sammelt sich durchsichtiges und bernsteinfarbiges Gewebewasser im Schleimbeutel (Abb. 23).

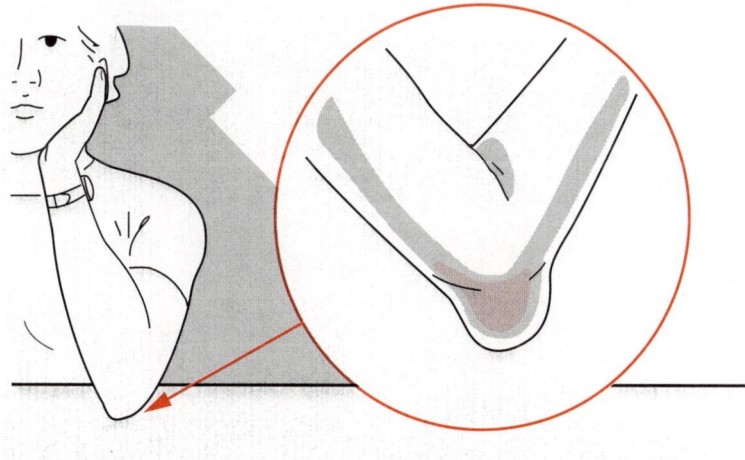

Abb. 23: Die Schleimbeutelentzündung des Ellenbogens kann durch Druck entstehen

Die Heilung wird beschleunigt, wenn der Reiz- oder Bluterguß mit einer Spritze abgesaugt wird. Danach legt man einen Druckverband an. Die Beschwerden lassen nach, der Schleimbeutel verkleinert sich und ist wieder in der Lage, seine normale Funktion zu erfüllen. Auch ohne Therapie klingt die Schwellung im allgemeinen innerhalb von 2–3 Wochen ab. Manchmal verdickt sich jedoch die im Schleimbeutel befindliche Flüssigkeit, es verbleiben kleine reiskorn- oder linsengroße Stoffwechselablagerungen, die sich beim Aufstützen unangenehm bemerkbar machen. Sie drükken auf die Knochenhaut und schmerzen. Zudem erhöhen die Fremdkörper das Risiko, einen erneuten Erguß zu bekommen.

Ist die Schleimbeutelentzündung chronisch geworden oder treten mehrfach Anschwellungen innerhalb kurzer Zeit auf, dann empfehle ich die operative Entfernung. Der Eingriff wird in lokaler Betäubung durchgeführt, er ist technisch einfach und ohne größeres Risiko. Innerhalb weniger Wochen bildet der Körper einen neuen und gesunden Schleimbeutel.

Die Arthrose des Ellenbogengelenkes

Im Laufe des Lebens unterliegen alle Gelenke einem Um-, und mit dem Alter auch einem gewissen Abbau. Bei übermäßiger Beanspruchung und individueller, anlagebedingter Disposition kann sich hieraus ein Gelenkverschleiß, eine Arthrose entwickeln. Arthrosen sind an den Hüft- und Kniegelenken relativ häufig. Diese Gelenke werden Schritt für Schritt belastet. Im Gegensatz dazu sind Schulter-, Ellenbogen- und Handgelenk geringeren Beanspruchungen ausgesetzt. Man hat allerdings die Erfahrung gemacht, daß Schwerarbeiter, vor allem Menschen, die lange Zeit an Preßluftwerkzeugen tätig waren, zu einer Arthrose des Ellenbogens und der Schulter neigen. Die subjektiven Beschwerden der Ellenbogengelenkarthrose können denen bei einer Epikondylitis gleichen. Allerdings geht eine Ellenbogengelenkarthrose (Abb. 24) fast immer mit einer Bewegungseinschränkung einher. Diese fehlt beim Tennisellenbogen. Bei der Ellenbogengelenkarthrose kann der Ellenbogen nicht vollständig gestreckt und gebeugt werden. Die Umwendungsbewegung des Unterarmes ist meist ebenfalls eingeschränkt. Gelegentlich besteht neben der Bewegungseinschränkung auch ein Erguß des Gelenkes. Die Diagnose der Ellenbogengelenkarthrose läßt sich aufgrund des klinischen Befundes nur vermuten. Sicherheit gibt erst die Röntgenaufnahme, die zugleich der Differenzierung zwischen Arthrose und Epikondylitis dient.

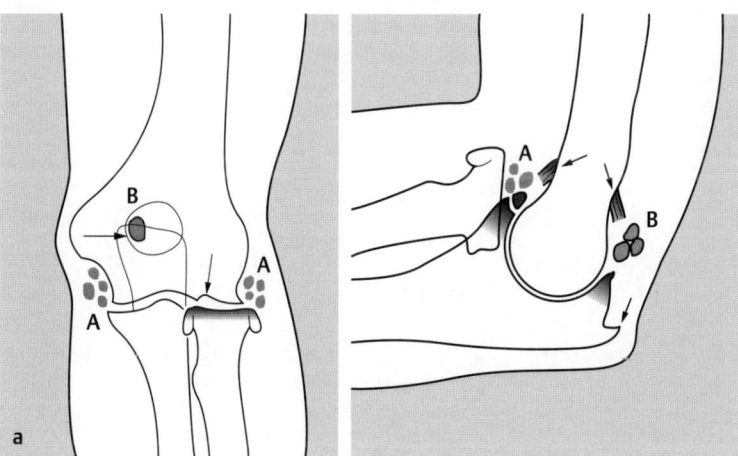

Abb. 24: Die Arthrose des Ellenbogens ist durch knöcherne Anbauten und die Verschmälerung des Gelenkspaltes gekennzeichnet

Die Arthrose ist ein chronisches Leiden, sie heilt im Gegensatz zur Epikondylitis nicht folgenlos aus. Allerdings kann eine konsequente Physiotherapie die Funktion des Gelenkes verbessern und die Beschwerden lindern.

Der Gichtanfall des Ellenbogengelenkes

Treten heftige Ellenbogenschmerzen, die von einer Rötung und Schwellung begleitet werden, über Nacht auf, ist das Allgemeinbefinden erheblich gestört, und handelt es sich bei den Betroffenen über Personen, die das 40. Lebensjahr überschritten haben, dann muß an einen Gichtanfall gedacht werden. Der für die Epikondylitis typische Auslöser, die Überlastung, fehlt. Manchmal ging dem Anfall ein Grillfest, ein opulentes abendliches Mahl oder ein Zechtour voraus. Die Gicht ist eine Stoffwechselerkrankung. Beim Abbau von Fleisch und nichttierischem Eiweiß entsteht Harnsäure. Der Körper scheidet die Harnsäure normalerweise ohne Schwierigkeiten aus. Wird die Nahrungs- und damit die Eiweißzufuhr stark erhöht, so kommt die Niere mit der Ausscheidung nicht mehr nach. Die Harnsäure kristallisiert in Gelenken oder Sehnenscheiden aus. Die dabei entstehenden kleinen spitzen Kristalle rufen eine akute, sehr schmerzhafte und zeitweilig fieberhafte Entzündung hervor. Das Allgemeinbefinden des Kranken ist schlecht. Der Ellenbogen kann zusammen mit dem Unterarm anschwellen, er ist rot, überwärmt und berührungsempfindlich. Die Laboruntersuchung gibt uns innerhalb kurzer Zeit Sicherheit über das Vorliegen einer derartigen Entzündung, die Harnsäure ist meist über 6 mg/dl erhöht. Der Gichtanfall spricht gut auf die Gabe von Colchizin (Colchicum-dispert) an, es handelt sich um ein pflanzliches Präparat, das aus der Herbstzeitlose gewonnen wird. Es unterbricht den Entzündungsvorgang. Nach Abklingen des Anfalles ist eine entsprechende Diät und – je nach Höhe der Harnsäure – die Einnahme eines harnsäuresenkenden Mittels (z. B. Allopurinol 300 mg pro Tag) erforderlich.

Die Neuralgie des Ellennerven

Der Ellennerv, der unter anderem einen Teil des Unterarms und den 4. und 5. Finger mit Gefühl versorgt, läuft in einer Rille des Ellenbogengelenkes, dem »Sulcus ulnaris«. Wir kennen den Ellennerven aus eigener schmerzhafter Erfahrung, wenn wir uns am sogenannten »Musikantenknochen« stoßen (Abb. 25). Dabei quetschen wir den Nerv zwischen einem harten Gegenstand und der knöchernen Rinne des Ellenbogengelenkes ein. Die heftigen Schmerzen strahlen bis in die Finger aus, klingen aber glücklicherweise innerhalb einiger Minuten ab. Manchmal bleibt noch für einige Stunden oder Tage ein Taubheitsgefühl bestehen. Treten die Schmerzen häufiger ohne größeren Anlaß auf oder liegt bereits ein Druckschaden des Nerven mit anhaltenden Sensibilitätsstörungen der Finger vor, dann wird man eine operative Behandlung empfehlen. Das gleiche gilt bei einer Fehlstellung des Ellenbogengelenkes nach einem Unfall, die von Neuralgien gefolgt sein kann.

Bei der Operation wird der Ellennerv aus der knöchernen Rinne in die Ellenbeuge verlegt. Der Operateur präpariert den Nerv frei und löst ihn aus seinem bisherigen Bett. Danach wird er locker in der Ellenbeuge fixiert. Das Ergebnis ist gut, der Nerv erholt sich, die Schmerzen und Gefühlsstörungen gehen zurück. Der Patient muß nur wissen, daß der Ellennerv in der Ellenbeuge verläuft, damit ein Arzt bei der Suche nach einer Vene während der Blutentnahme nicht den Nerven schädigt.

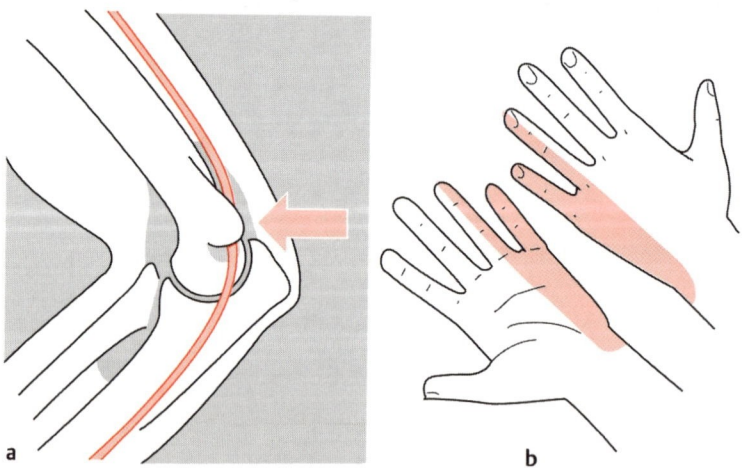

Abb. 25: Der Ellennerv verläuft in einer knöchernen Rinne. Bei einer Prellung der Nerven entstehen heftige Schmerzen, die bis in die Finger ausstrahlen (Musikantenknochen)

Rheumatische Entzündungen des Ellenbogengelenkes

Erwähnenswert sind die rheumatischen Entzündungen des Ellenbogengelenkes, die allerdings außerordentlich selten isoliert entstehen. Bei der chronischen Polyarthritis schwellen meist mehrere Gelenke an. Der Krankheitsprozeß beginnt häufig an den Fuß- und Handgelenken, der Ellenbogen wird meist erst später in den Entzündungsprozeß einbezogen. Die rheumatische Erkrankung geht von der Gelenkinnenhaut aus, sie überwuchert und zerstört den Knorpel im Laufe der Zeit. Die Entzündung geht mit einer Schwellung des Gelenkes, teilweise auch mit einer Überwärmung einher. Auch bei anderen rheumatischen Erkrankungen, die begleitend zu einer Virus- oder bakteriellen Entzündung entstehen, und dem Wirbelsäulenrheuma (Bechterewsche Erkrankung) können Ellenbogenschwellungen auftreten. Meist sind auch andere Gelenke betroffen, so daß eine Verwechselung mit der Epikondylitis kaum möglich ist. Erforderlich ist eine Behandlung der auslösenden Grundkrankheit.

Die jugendliche Ernährungsstörung des Ellenbogens – die Osteonekrose

Im Kindes- und Jugendalter können Ellenbogenschmerzen durch eine Ernährungsstörung eines der Gelenkanteile des Ellenbogens entstehen. Aufgrund ungeklärter Ursachen reicht die Durchblutung der Oberarmrollen, des Ellenbogens oder des Speichenköpfchens nicht aus. Da der Knochen und der Knorpel von der Durchblutung abgeschnitten sind, stirbt Gewebe ab; in der medizinischen Fachsprache spricht man von einer »Osteonekrose« (z. B. Pannersche Erkrankung, siehe Abb. 26). Die Veränderung macht z. T. erst im höheren Erwachsenenalter Beschwerden. Man wird dem Patienten empfehlen, Überlastungen zu vermeiden, und nur in seltenen Fällen eine operative Therapie vorschlagen. Die Osteonekrose ist auf dem Röntgenbild zu erkennen und kann damit sicher gegenüber der Epikondylitis abgegrenzt werden.

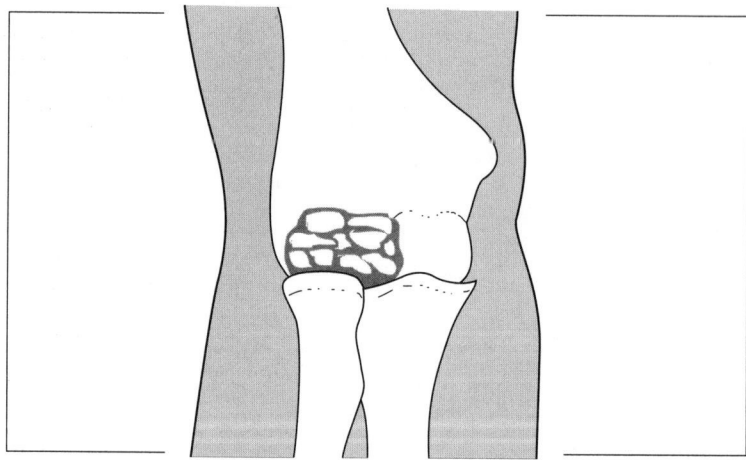

Abb. 26: Osteonekrose der speichenwärtigen Oberarmrolle (Pannersche Erkrankung)

Die Epikondylitis als Teil des »Weichteilrheumas«

Um erfolglose Behandlungsversuche und eine Enttäuschung des Patienten zu vermeiden, ist die durch mechanische Überlastung entstandene Epikondylitis vom sogenannten weichteilrheumatischen Symptomenkomplex, der auch als Fibromyalgie bezeichnet wird, abzugrenzen (Abb. 27). Die Symptomatik des Weichteilrheumas ist viel umfassender. Patienten klagen über heftige und langandauernde Schmerzen in der Muskulatur von Schulter und Nacken, den Armen, beiden Ellenbogen, den Handgelenken, der Rückenstreckmuskulatur, den Außenseiten der Hüften und Knie. Die Muskulatur und die Sehnenansätze, auch die der Ellenbogen, sind außerordentlich druckschmerzhaft, der Patient ist durch das Leiden in seiner Lebensqualität erheblich beeinträchtigt. Besonders häufig betroffen sind Frauen, hier vor allem zwischen dem 40. und 60. Lebensjahr. Die Fibromyalgie kommt jedoch auch bei jüngeren Menschen und auch beim männlichen Geschlecht vor. Entzündliche Veränderungen des Blutes, wie sie für die rheumatische Gelenkentzündung typisch sind, fehlen vollständig. Der orthopädische Befund ist regelrecht, alle Gelenke sind frei beweglich. Bandscheibenvorfälle oder die Einklemmung von Nerven an der Wirbelsäule spielen bei diesem Krankheitsbild keine Rolle. Obwohl die Ursache der Fibromyalgie nicht in allen Einzelheiten geklärt ist, kann man als sicher annehmen, daß es sich um eine primär seelische Erkrankung handelt, die sich in körperlichen Symptomen manifestiert. Man spricht auch von einer »Somatisierung« und meint damit die Übertragung eines primär psychischen Leidens auf den Körper.

Während die Epikondylitis vor allem einer lokalen Behandlung und Entlastung bedarf, ist dies bei der Fibromyalgie nicht angezeigt. Verboten sind operative Eingriffe, die den Patienten weiter in seinem Glauben bestärken, körperlich krank zu sein und ihn somit auf die quälenden Symptome fixieren. Beim Weichteilrheuma kommt der muskelentspannenden Physiotherapie (Bäder, Packungen, vorsichtige Massagen) und einer begleitenden Psychotherapie, die dem Patienten ein Umgehen mit seiner Beschwerdesymptomatik ermöglicht, der Vorrang zu (Abbildung siehe nächste Seite).

86 Welche anderen Ursachen können Ellenbogenschmerzen haben?

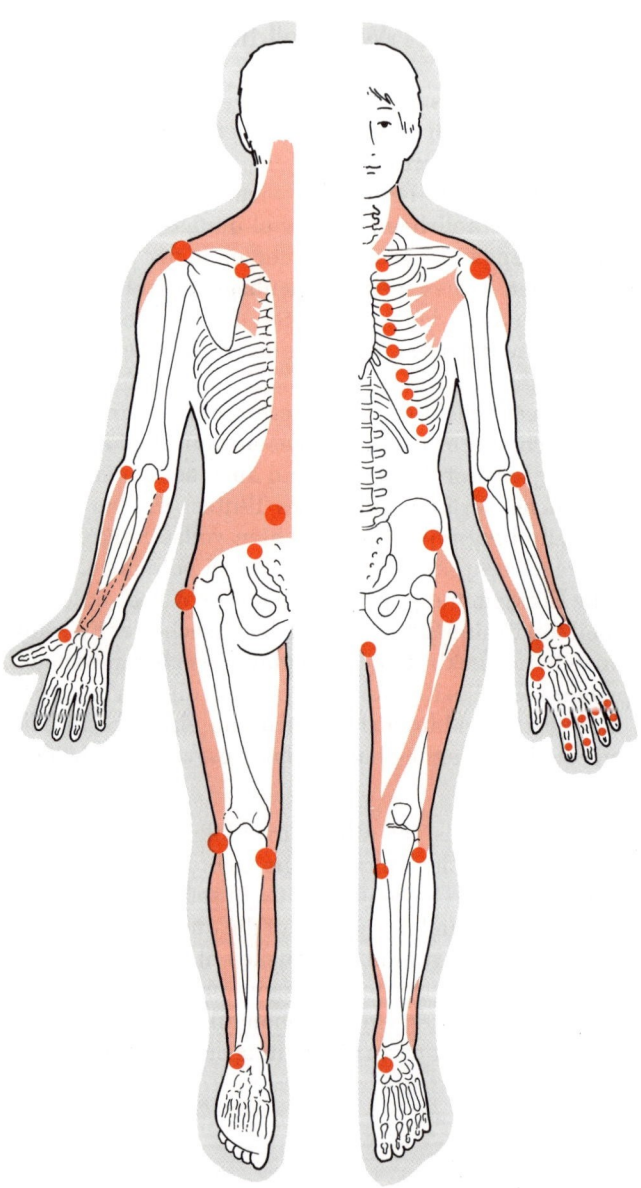

Abb. 27: Bevorzugte Ausgangspunkte und Bereiche weichteilrheumatischer Schmerzen

Epikondylitis und Beruf

Dem Beruf kommt bei Entstehung der Epikondylitis eine besondere Bedeutung zu. Da wir kaum in der Lage sind, unsere berufliche Tätigkeit aufzugeben, ohne finanziellen Schaden zu erleiden, sollten alle Arbeitsvorgänge so umstrukturiert werden, daß eine Überlastung des Armes vermieden wird. Tritt die Tätigkeit z. B. bei der Dateneingabe an Computern auf, dann kann eine Änderung der Tischhöhe das Handgelenk und den Ellenbogen entlasten. Auch Tastaturen, die nach arbeitswissenschaftlichen (ergonomischen) Gesichtspunkten gestaltet sind, können der Entstehung eines Tennisellenbogens vorbeugen. Viele Arbeiten lassen sich durch mechanische Hilfsmittel erleichtern. Manchmal ist Wechsel auf einen anderen Arbeitsplatz innerhalb des bisherigen Betriebs sinnvoll. Dies ist zum Beispiel dann der Fall, wenn mit dem erkrankten Arm immer wieder die gleiche mechanische Verrichtung ausgeübt werden muß.

Eine andere Möglichkeit ist die bedienerfreundliche Umrüstung einer Maschine, damit der Beschäftigte, der an einer chronischen Epikondylitis leidet, seine Arbeit auch in Zukunft ausüben kann. Die Kosten, die dem Arbeitgeber dabei entstehen, werden vom Arbeitsamt auf Antrag erstattet. Die auf die berufliche Rehabilitation spezialisierten Techniker des Arbeitsamtes stehen für eine Beratung zur Verfügung.

Die Epikondylitis ist sogar als Berufskrankheit anerkannt, die Berufsgenossenschaften entschädigen eine bleibende Epikondylitis. Nach der Berufskrankheitenverordnung sind »Erkrankungen der Sehnenscheiden oder des Sehnengleitgewebes sowie der Sehnen und Muskelansätze, die zur Unterlassung aller Tätigkeiten gezwungen haben, die für die Entstehung, Verschlimmerung oder das Wiederaufleben der Krankheit ursächlich waren oder sein können«, versichert.

Die komplizierte und umständliche Formulierung enthält viele Einschränkungen: Eine Entschädigung als Berufskrankheit ist an den Berufswechsel gebunden, da sie zur »Unterlassung aller Tätigkeiten gezwungen hat«, die für die Entstehung verantwortlich waren. Da die Epikondylitis aber immer ausheilt, ist eine Anerkennung als Berufskrankheit außerordentlich selten; eine ältere Statistik, die von 1952 bis 1965 geführt wurde, verzeichnet 51508 Meldungen wegen einer Berufskrankheit, davon wurden in diesen Jahren nur 397 Erkrankungsfälle tatsächlich entschädigt, d. h. etwas mehr als $1/2$ Prozent.

In jedem Fall ist die Vorbeugung und rechtzeitige Behandlung besser als die Hoffnung auf Entschädigung als Berufskrankheit.

Die Epikondylitis: lästig, schmerzhaft, aber harmlos

Sie haben sich auf vielen Seiten theoretisch mit dem Tennisellenbogen, dem Golferarm oder »Ihrer Epikondylitis« auseinandergesetzt. Sie haben die unterschiedlichsten Therapieverfahren kennengelernt und aus der Fülle sich zum Teil widersprechender Behandlungsvorschläge entnommen, daß es »die richtige Behandlung« der Epikondylitis nicht gibt. Sie selbst müssen »Ihre Behandlung« gemeinsam mit dem Arzt und dem Physiotherapeuten herausfinden. Seien Sie allen Wunderheilern und Patentrezepten gegenüber skeptisch. Gehen Sie ruhig auf die Vorschläge von Freunden oder Nachbarn ein, aber seien Sie zurückhaltend.

Bleiben Sie bei dem Arzt, zu dem Sie Vertrauen haben. Ein häufiger Wechsel des Behandlers ist gerade bei der chronischen Form ungünstig; längere, über Monate anhaltende Beschwerden sind ein Zeichen dieser Erkrankung und nicht auf die Unfähigkeit des Therapeuten zurückzuführen.

Haben Sie Vertrauen in Ihren Körper und haben Sie vor allem Zeit und Geduld: Auch Ihr Tennisellenbogen oder Ihr Golferarm heilen folgenlos aus.

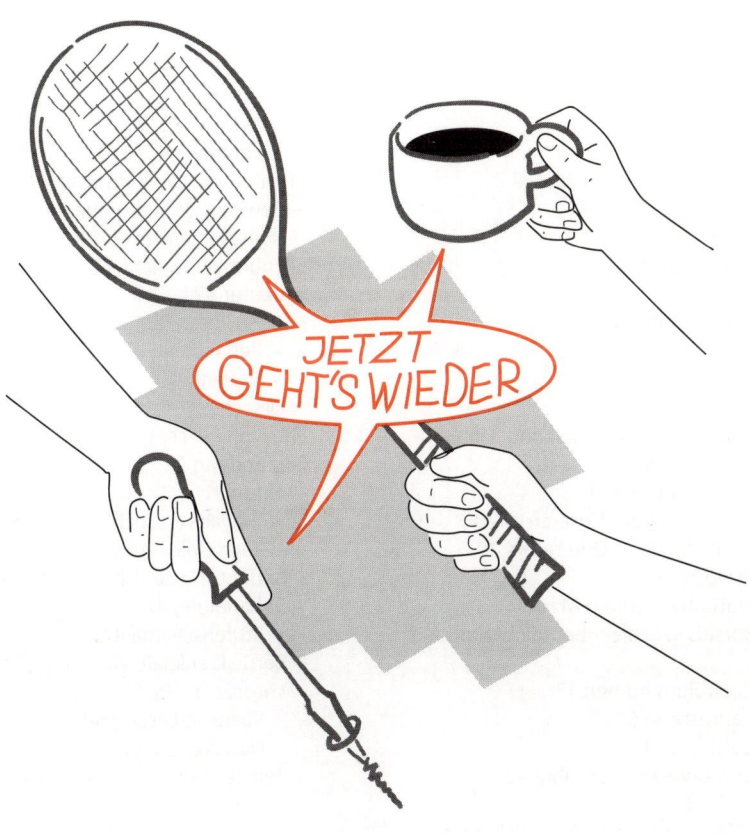

Sachverzeichnis

Akupunktur 71
Allopurinol 81
Angina 24
Antirheumatikum 32, 54f
– nichtsteroidales 60
Arthrose 36
Aspirin 51, 60

Bandscheibenvorfall 27
Betäubungsmittel, lokales s. Lokalanästhetikum
Beuger 20
Bewegungseinschränkung, Untersuchung 34
Bizepsmuskel 19 f
– Beugung des Unterarms 20
– Strecken des Unterarms 20
Bizepssehne 20
Blutuntersuchung 41
Bursitis s. Schleimbeutelentzündung

Capitulum humeri 17
Carbostesin 63
Colchizin 81
Computertomographie 42
– Elle 42
– Ellenbogengelenk, Schichten 42
– Speichenköpfchen 42

Derivation 72
Diadynamische Ströme 54
Diagnose 33
– Gespräch 33
Diagnostik, ärztliche 52
Diclofenac 54, 60
Drehgelenk 17 f

Eisbeutel 49
Eiter 24
Elektrotherapie, Iontophorese 54
Ellenbogen, Anatomie 16
– O-Fehlstellung 38
Ellenbogengelenk, Abnutzung 36
– Arthrose s. Ellenbogengelenkarthrose

– Aufbau 17
– Funktion 17
– Gichtanfall 41, 81
Ellenbogengelenkarthrose 79
– Bewegungseinschränkung 79
– Röntgenaufnahme 79
Ellenbogenschmerz 47
– akuter 47 f
– – Auslöser 25
– – Behandlung 47
– – Stufenbehandlung 47
– Ursache 21
Endorphine 71
Entzündung 24
– akute 31
Epikondylitis (s. auch Tennisellenbogen; s. auch Golferarm) 10 ff, 33 ff, 41
– Bedeutung des Ultraschalls 39
– Behandlung 47
– – Stufenschema 47
– Berufskrankheit 87
– chronische 36, 54
– – Kortison-Lösung 54
– – Nachbehandlung 74
– Teil des Weichteilrheumas 85
– Vermeidung der auslösenden Ursache 74
Epikondylitis-Bandage 55, 57
Epikondylitis-Spange 55, 57
Epikondylus 17
Epitrain 57
Ernährungsstörung, jugendliche 84

Fibromyalgie 85

Galvanisation 54
Gel 49
Gelenk, Fehlstellung 38
Gelenkerguß 39
Gelenkinnenhaut, Verdickung 39
Gelenkkapsel 17
Gipsruhigstellung 65
Golferarm (s. auch Epikondylitis) 13
– aseptische Entzündung 24

Sachverzeichnis

– Entstehung 15
– und Tennisellenbogen 13

Halskrawatte 28
Halswirbelkörper, 5. und 6. 27
Halswirbelsäule 27
– und Ellenbogen 27 ff
– Nervenreizung 34
Halswirbelsäulenveränderung 35
Handarbeit 21
Harnsäuresenkendes Mittel 81
Hausfrauenellenbogen 11
Heilverfahren, alternatives 70
Heparin 50, 54
Hohmannsche Einkerbung 69
Homöopathie 70

Ibuprofen 60
Indometacin 54, 60
Injektion 61
Intensivbehandlung, erweiterte 60
Interferenzstrom 54
Iontopheren 53
Iontophorese 54, 65
Isopropylalkohol, 70%iger 52

Kanthariden-Pflaster 72
Kernspintomographie, Beurteilbarkeit eines Ödems am Sehnenansatz 44
– – der Knochen 44
– – des Knorpels 44
– – des Sehnenansatzes 44
– – der Weichteile 43
– Ellenbogen, Aufnahme 44
Knorren 17
Kortison mit Lokalanästhetikum 62
– Nebenwirkung 64
Kortison-Lösung 54
Kortisonspritze 63
Krankengymnastik 55
– manuelle 29
Kühlelement, Waschlappen 50
Kühlpackung 49

Laboruntersuchung 41
Leinenhandtuch 49

– Kühlpackung 49
Lokalanästhetikum 54, 61 f
– Kortison-Präparat 61 ff

Magnetresonanztomographie, Beurteilbarkeit der Weichteile 43
Massage 54
Meaverin 63
Meridiane, Akupunktur 71
Musculus pronator teres 23
Musikantenknochen 62, 82
Muskeln 19 f

Nervenstimulation, transkutane elektrische 65
Neuralgie, Ellennerven 82
– – Operation 82

Oberarmknorren 21, 25
– Reizung 25
Oberarmmuskel 20
Oberarmrollen 84
Ödem 39
Osteonekrose 84
– Ellenbogen 84

Pannersche Erkrankung 84
Paracetamol 51
Pelotten 56
Physiotherapie 52
Piroxicam 60
Prednisolon 64

Querfriktion nach Cyriax 54

Rheumafaktor 41
Rheumatische Entzündung, Ellenbogengelenk 83
Röntgenaufnahme 36
Röntgen-Entzündungsbestrahlung 66
Rotatorenmanschette 35

Salbe 49
– rezeptpflichtige 55
Schamane 72
Scharniergelenk 17 f

Schleimbeutel, flüssigkeitsgefüllter 39
- Kalkeinlagerung 32
Schleimbeutelentzündung 77
- akute 77
- chronische 78
- Therapie 78
Schmerz, Ellenbogenaußenseite 13
- Ellenbogeninnenseite 13
- klopfender 24
Schröpfen 72
Schulter, akute Entzündung 31
- Drehfähigkeitsüberprüfung 35
Schulterschmerz und Ellenbogen 30 ff
Schultersteife, akute 31
Sehnen 19 f
Sehnenansatz, entzündeter 24
- gereizter 24
Sehnenansatzschmerz 41
- Handgelenk 41
Sehnenscheidenentzündung 41
Sportart 21
Stäbchenmassage 54
Stoßwellentherapie 67
Strecker 20
Streptokokken 24
Sulcus ulnaris 82
Szintigramm 46

Tablette 60
Tabs 60
Tennisellenbogen (s. auch Epikondylitis) 10 ff
- aseptische Entzündung 24
- Entstehung 15
- und Golferarm 13
- Prophylaxe 74
TENS 65

Therapie, medikamentöse 60 ff
- operative 68
- physikalische, längerfristige 65 ff
Thomsonscher Handgriff 33
Trainingsplan nach Dr. Malcolm Read 75
Transkutane elektrische Nervenstimulation 65
Tricepsmuskel 19
Trochlea humeri 17

Überlastung, Sehnen- und Muskelansatz 15
Ultraphonophorese 53
Ultraschallbehandlung 32, 52, 65
Ultraschallkopplungsgel 54
Ultraschalluntersuchung 39
Ultraschallwellen 39
Umschlag 49
- Alkohol-Wasser-Gemisch 52
Unterarmmuskel 21
Unterarmmuskulatur, Überlastung 15
Untersuchung, körperliche 34, 52

Voltaren-Emulgel 55

Wärmetherapie 65
Waschlappen 50
- Kühlelement 50
Weichteilrheuma 85
- Physiotherapie 85
- Psychotherapie 85
Weichteilrheumatischer Schmerz, bevorzugter Ausgangspunkt 86
Werferarm 14

Zäpfchen 60
Zervikobrachialsyndrom 27 ff